Neuropsychologie bei Kindern und Jugendlichen

Fortschritte der Neuropsychologie
Band 20

Neuropsychologie bei Kindern und Jugendlichen

Prof. Dr. Karen Lidzba, Prof. Dr. Regula Everts, Prof. Dr. Gitta Reuner

Karen Lidzba
Regula Everts
Gitta Reuner

Neuropsychologie bei Kindern und Jugendlichen

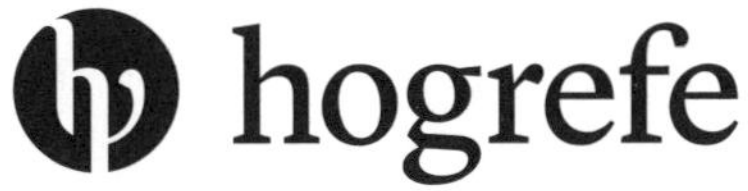

Prof. Dr. Karen Lidzba, geb. 1975. 1995–2000 Studium der Psychologie in Tübingen. Anschließend klinische und wissenschaftliche Tätigkeit an der Universitätsklinik für Kinder- und Jugendmedizin Tübingen. 2006 Promotion. 2014 Habilitation. Seit Dezember 2016 Leitung der pädiatrischen Neuropsychologie im Inselspital Bern, seit 2018 assoziierte Professorin an der medizinischen Fakultät der Universität Bern. Forschungsschwerpunkt: Plastizität des kindlichen Gehirns.

Prof. Dr. Regula Everts, geb. 1975. 1997–2003 Studium der Psychologie in Bern. Im Anschluss klinische und wissenschaftliche Tätigkeit als Neuropsychologin. 2006 Promotion. 2011 Habilitation. Seit 2001 Leiterin einer Forschungsgruppe am Inselspital in Bern, seit 2017 assoziierte Professorin an der medizinischen Fakultät der Universität Bern. Arbeitsschwerpunkt: Förderung der kognitiven Entwicklung und der Erholung des Gehirns bei vulnerablen Patientengruppen.

Prof. Dr. Gitta Reuner, geb. 1968. 1988–1997 Studium der Musiktherapie und Psychologie in Heidelberg und Mannheim. 2000–2018 klinische und wissenschaftliche Mitarbeiterin am Universitätsklinikum Heidelberg. 2005 Promotion. 2015 Habilitation. Seit 2018 außerplanmäßige Professorin am Institut für Bildungswissenschaft, Universität Heidelberg, Vertretung mehrerer Professuren. Seit 2018 eigene Praxis für Kinder- und Jugendlichenpsychotherapie (Verhaltenstherapie, Neuropsychologie). Arbeitsschwerpunkt: Kognitive Entwicklung und Psychotherapie bei chronischen somatischen Krankheiten.

Bibliografische Information der Deutschen Nationalbibliothek
Die Deutsche Nationalbibliothek verzeichnet diese Publikation in der Deutschen Nationalbibliografie; detaillierte bibliografische Daten sind im Internet über http://dnb.dnb.de abrufbar.

Hogrefe Verlag GmbH & Co. KG
Merkelstraße 3
37085 Göttingen
Deutschland
Tel. +49 551 999 50 0
Fax +49 551 999 50 111
info@hogrefe.de
www.hogrefe.de

Satz: Meike Cichos, Göttingen
Druck: mediaprint solutions GmbH, Paderborn
Printed in Germany
Auf säurefreiem Papier gedruckt

1. Auflage 2019

(E-Book-ISBN [PDF] 978-3-8409-2835-2; E-Book-ISBN [EPUB] 978-3-8444-2835-3)
ISBN 978-3-8017-2835-9
http://doi.org/10.1026/02835-000

Inhaltsverzeichnis

Vorwort

Die klinisch-neuropsychologische Arbeit mit Kindern und Jugendlichen stellt für alle Beteiligten eine besondere Herausforderung dar. Die meisten klinischen Neuropsychologen arbeiten mit Patienten im Erwachsenen- bzw. Seniorenalter. Dementsprechend fokussieren Ausbildung und Fachliteratur mehrheitlich auf diese Altersbereiche. Bei der Arbeit mit Kindern und Jugendlichen müssen über das grundlegende neuroanatomische und neuropsychologische Wissen hinaus die dynamischen Aspekte der Hirnentwicklung und der entwicklungsangemessenen Diagnostik und Therapie berücksichtigt werden. Häufig haben wir es bei Kindern und Jugendlichen mit besonderen Störungsbildern zu tun, die so im Erwachsenenalter nicht mehr (neu) auftreten.

Mit diesem Band versuchen wir eine Lücke zu schließen zwischen der deutschsprachigen klinisch-neuropsychologischen und klinisch-kinderpsychologischen Literatur. Vor allem möchten wir den Lesern einen Überblick über das Feld der klinischen Neuropsychologie im Kindes- und Jugendalter bieten. Der Umfang von 100 Seiten für einen Band *Fortschritte der Neuropsychologie* wird zwangsläufig für ein solch großes Feld viele Fragen offenlassen. Grundsätzliche Theorien und Modelle werden nur berührt, ebenso wird nur jeweils eine kleine Auswahl an klassischen Testverfahren genannt. Für ausführlichere Darstellungen verweisen wir auf die einschlägigen Lehrbücher der klinischen Neuropsychologie, Kinderpsychologie und -psychiatrie sowie auf die aktuellen Handbücher psychologischer oder neuropsychologischer Testverfahren (Schelling et al., 2018). Das Gebiet der Entwicklungsstörungen schulischer Fertigkeiten haben wir ausgespart, da hierzu bereits ein Band in der Reihe *Fortschritte der Neuropsychologie* vorliegt (Heine et al., 2012).

Klinisch-neuropsychologische Arbeit ist durch eine hohe Interdisziplinarität gekennzeichnet. Wir möchten daher unseren ärztlichen Kollegen danken, die freundlicherweise die Kapitel zu neurologischen Pathologien des Kindes- und Jugendalters kritisch gegengelesen haben (in alphabetischer Reihenfolge): Heidi Bächli, Thomas Bast, Karin Haas-Lude, Stefan Kölker, Inge Krägeloh-Mann, Mathias Nelle, Martin Staudt, Maja Steinlin und Steffen Syrbe.

Die Wahrscheinlichkeit, dass dieses Buch vorwiegend von Frauen gelesen wird ist aufgrund der Geschlechterverteilung in unserem Berufsfeld hoch. Dennoch haben wir uns der Lesbarkeit zuliebe entschieden, durchgängig die männliche Schreibweise zu verwenden.

Karen Lidzba, Regula Everts und Gitta Reuner, im Sommer 2019

1 Grundlagen der klinischen Neuropsychologie bei Kindern und Jugendlichen: Gehirnentwicklung

Die Gehirnentwicklung verläuft zunächst in genetisch vorgegebenen Phasen und wird ab der späten Schwangerschaft durch Umwelteinflüsse und Erfahrungen beeinflusst. Strukturelle und funktionelle Veränderungen sind bis zum Lebensende nachweisbar. Im Folgenden wird die Gehirnentwicklung vor der Geburt, in der Kindheit und in der Adoleszenz beschrieben.

1.1 Gehirnentwicklung vor der Geburt

Etwa in der dritten Woche nach Befruchtung der Eizelle beginnt die *Neurulation:* Aus der Neuralleiste bildet sich das Neuralrohr (die Uranlage des zentralen Nervensystems), daraus bilden sich nach sieben Wochen die drei Primärbläschen. In der zehnten Woche ist mit den fünf Sekundärbläschen die Anlage der wichtigsten Hirnstrukturen gegeben: Großhirn, Thalamus und Hypothalamus, Mittelhirn, Kleinhirn und Pons, sowie die Medulla oblongata.

Ebenfalls in der dritten Schwangerschaftswoche beginnt die *Proliferation:* Dies ist der Prozess der Zellteilung, wobei sich zunächst jeweils ein Neuroblast (Nerven-Vorläuferzelle) in zwei weitere Neuroblasten teilt (symmetrische Zellteilung). Ab der siebten Schwangerschaftswoche entstehen bei jeder Zellteilung ein weiterer Neuroblast und eine Nervenzelle (asymmetrische Zellteilung), wobei die Nervenzelle sich nicht weiter teilen kann. Die meisten Nervenzellen des Kortex entstehen bis zur 16. Schwangerschaftswoche.

Hauptort der Zellteilung ist die Germinale Matrix, welche am Rand der Seitenventrikel anliegt. Von hier aus wandern die Neuroblasten und Nervenzellen ab der achten Schwangerschaftswoche zum Kortex; die Haupt-Wanderzeit liegt jedoch zwischen der 16. und 22. Schwangerschaftswoche. Während der *Migration* bilden die radialen Gliazellen ein Gerüst, an dem die Nervenzellen von der Mitte des Gehirns hinaus zum Kortex wandern. Im Kortex erhalten die Nervenzellen über einen molekularen Botenstoff das Signal zum Anhalten. So durchwandert jede neue Welle von Nervenzellen die bisherigen Kortex-Schichten und fügt sich zu einer weiter außenliegenden Schicht zusammen.

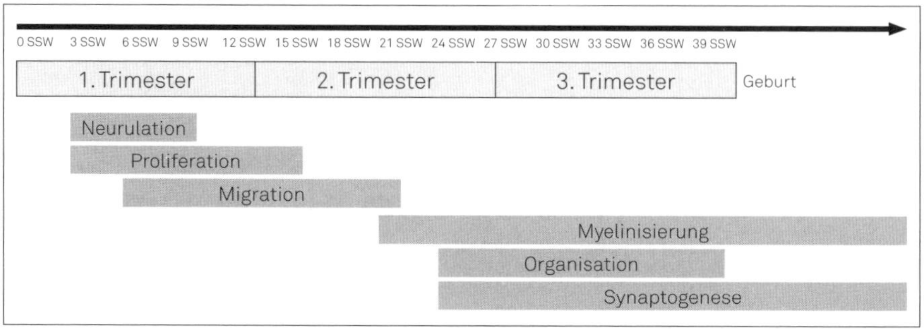

Abbildung 1.1: Zeitlicher Ablauf der Phasen der Hirnentwicklung

An ihrem Zielort angekommen bilden die Nervenzellen *Axone* aus, die sich, gesteuert von Wachstumsfaktoren, durch das Gehirn strecken und dabei teilweise die Mittellinie kreuzen. So entstehen die ersten, primitiven Netzwerke. Die Signalübertragung durch die jungen Axone ist noch ineffizient und langsam – erst kurz vor dem dritten Schwangerschaftsdrittel werden die ersten Axone mit einer Myelinschicht ummantelt, wodurch die Reizweiterleitung durch das Axon um ein Vielfaches beschleunigt wird. Die *Myelinisierung* geschieht vor allem im letzten Schwangerschaftsdrittel und während der ersten beiden Lebensjahre, sie endet jedoch erst lange nach der Geburt und wird lebenslang erfahrungsabhängig moduliert.

Die Hirnentwicklung folgt festen, genetisch vorgegebenen Entwicklungsschritten

Im letzten Schwangerschaftsdrittel findet innerhalb der Kortex-Schichten die *Organisation* der Neurone statt. Gesteuert von chemischen Botenstoffen differenzieren sich die Neurone zu spezifischen Zelltypen aus und verknüpfen sich innerhalb der Schichten. Zunächst regional, dann zunehmend über das ganze Gehirn hinweg, folgt schließlich der Prozess der *Synaptogenese,* der noch bis in die Kindheit anhält. Die Nervenzellen bilden Verbindungen untereinander aus, die dann erfahrungsabhängig moduliert werden. Bis zur Geburt hat das Gehirn etwa 25 % der Gehirngröße eines Erwachsenen erreicht (siehe Abbildung 1.1).

1.1.1 Hirnfehlbildungen

Die komplexen Prozesse der Gehirnentwicklung, die vor allem in den ersten beiden Schwangerschaftsdritteln ablaufen, sind anfällig für Störfaktoren. Besonders genetische Störungen (95 % aller Hirnfehlbildungen), aber auch Infektionen (z. B. Cytomegalie- oder Röteln-Virus) oder Intoxikationen der Mutter können zu Abweichungen vom eigentlichen „Bauplan“ des Gehirns führen. Durch die Fortschritte in Genanalyse und Bildgebung konnten in den vergangenen Jahren immer mehr genetische Syndrome und hunderte von Genen identifiziert werden, die mit bestimmten Mustern an neuroanatomischen Auffälligkeiten einhergehen. Aus der großen Zahl an Hirnaufbaustörungen und Hirnfehlbildungen kann hier nur eine kleine Auswahl vorgestellt werden. Den schweren Hirnfehlbildungen ist gemein, dass sie häufig mit einem frühen Auftreten epileptischer Anfälle einhergehen. Abhängig von der Ausdehnung der Fehlbildung (fokal über unilateral bis bilateral) ist die kognitive Entwicklung unterschiedlich schwer gestört. Wenn die Fehlbildung den sensomotorischen Kortex oder die darunterliegenden Pyramidenbahnen betrifft, ist die Entwicklung einer motorischen Behinderung wahrscheinlich.

Bei Störungen der Proliferation werden entweder zu wenige oder zu viele Neuroblasten bzw. Nervenzellen ausgebildet. Bei der schweren primären *Mikrozephalie* liegt der Kopfumfang unter der dritten Perzentile. Neben der immer vorliegenden Intelligenzminderung besteht häufig auch eine Epilepsie. Bei der *Makrozephalie* entstehen dagegen in einer oder beiden Hemisphären zu viele Nervenzellen, und die weiteren Prozesse (Migration und Organisation) sind gestört. Das Resultat ist eine vergrößerte Hemisphäre mit strukturellen Auffälligkeiten, welche in vielen Aspekten dysfunktional ist. Auch diese Kinder sind in aller Regel von einer Intelligenzminderung und einer Epilepsie betroffen (Aicardi, 2009).

Störungen der Migration äußern sich vor allem im *Lissenzephaliekomplex,* bei dem eine Fehlorganisation des Kortex vorliegt. Diese kommt häufig durch einen fehlerhaften Aufbau des Gliazellen-Gerüsts zustande. Bei der Lissenzephalie bildet ein verdickter Kortex keinerlei Hirnwindungen, während bei der Pachigyrie nur wenige verdickte Gyri entstehen. Eine Besonderheit in diesem Komplex bildet die Bandheterotopie, mit einer zusätzlichen Schicht an Nervenzellkörpern unterhalb des eigentlichen Kortex. Von dieser Störung sind vor allem Mädchen betroffen. Menschen mit einer Lissenzephalie, Pachigyrie oder Bandheterotopie sind in der Regel von mehr oder weniger schweren kognitiven Entwicklungsstörungen betroffen. Fokale Varianten der Migrationsstörungen sind der Tuberöse Sklerose Komplex (TSC; siehe Kapitel 4.7) und die fokalen kortikalen Dysplasien. In allen Varianten des Lissenzephaliekomplexes besteht ein hohes Risiko für Epilepsien (Aicardi, 2009).

Nach dem Abschluss der Migrationsphase tritt das heterogene Störungsspektrum der *Polymikrogyrien* auf. Sie sind gekennzeichnet durch die Bildung sehr kleiner Gyri und atypischer Schichtung im Kortex. Die Auffälligkeiten im Rahmen von Polymikrogyrien können motorische und globale oder spezifische kognitive Einbußen umfassen, abhängig vom Ausmaß der Fehlbildung. Sie kommen oft im Rahmen genetischer Syndrome vor. Am häufigsten ist das angeborene bilaterale perisylvische Syndrom, bei dem meist eine schwere Sprachentwicklungsstörung besteht. Neben genetischen Ursachen können auch vaskuläre, infektiöse oder metabolische Erkrankungen eine Polymikrogyrie auslösen, die dann eine fehlerhafte „Reparatur" der Läsion darstellen (Aicardi, 2009).

Hirnfehlbildungen sind zum größten Teil genetisch verursacht – in manchen Fällen handelt es sich dabei auch um fehlerhafte „Reparaturen" von Läsionen

1.2 Die ersten beiden Lebensjahre

In den ersten beiden Lebensjahren einer normalen Entwicklung steht der Aufbau von Netzwerken im Vordergrund. In regional unterschiedlichem Zeitverlauf werden Synapsen im Überfluss produziert (wie in der Gartenkunde spricht man hier von *Blooming*). Dies führt dazu, dass im frontalen Kortex im Alter von ein bis zwei Jahren etwa die 1,5-fache Zahl an Synapsen zur Verfügung steht als im Erwachsenenalter. Erfahrungsabhängig werden diejenigen Verknüpfungen gestärkt, die häufig verwendet werden, und solche Verknüpfungen wieder abgebaut, die nicht gebraucht werden (auch hier wird wieder die Gartenkunde bemüht: man spricht von *Pruning*). Die Axone erhalten eine Myelinschicht, wodurch die Kommunikation zwischen entfernteren Hirnregionen effizienter wird. Während die Projektionsfasern und das Corpus callosum schon beim Neugeborenen stark myelinisiert sind, geschieht dies bei den Assoziationsfasern deutlich langsamer. Vermutlich durch den Zuwachs an Myelin wächst das kindliche Gehirn in den ersten beiden Jahren nochmals rasant, so dass mit dem zweiten Geburtstag bereits 75 % des maximalen Volumens erreicht sind (Courchesne et al., 2000).

1.3 Kindheit

In der Kindheit nimmt das Kortexvolumen in den verschiedenen Hirnregionen bis zu einem bestimmten Alter weiter zu und dann wieder ab. In Bildgebungsstudien wird das Alter mit dem größten Kortexvolumen, gerne als Marker für die Hirnreifung verwendet. Die kortikale Reifung folgt der funktionellen, d. h. der primäre somatosensorische Kortex und die frontalen und okzipitalen Pole reifen zuerst (in der frühen Kindheit) und bis zur Pubertät folgt der parietale Kortex (Gogtay et al., 2004). Die Abnahme des Kortexvolumens ist vermutlich vor allem durch Pruning bedingt, welches die Informationsverarbeitung vereinfacht: Je weniger Alternativen für die Reizweiterleitung zur Auswahl stehen, umso schneller kann diese stattfinden. Das Volumen der weißen Substanz nimmt während der Kindheit massiv zu (Courchesne et al., 2000). Teile des Corpus callosum und der inferiore longitudinale Fasciculus sind mit 11 Jahren ausgreift (Lebel et al., 2008). Mit etwa 12 bis 15 Jahren erreicht das Gehirn das maximale Volumen (Courchesne et al., 2000).

1.4 Adoleszenz

Obwohl das Gehirn seine maximale Größe im Alter von 12 bis 15 Jahren erreicht hat, entwickelt es sich während der Adoleszenz deutlich weiter: Vom Parietallappen ausgehend reift der Kortex in frontaler Richtung aus, wobei der hintere *Gyrus temporalis superior* und der *dorsolaterale präfrontale Kortex* erst in der zweiten Lebensdekade „erwachsen“ werden. Die Funktionen dieser Regionen, Integrationsprozesse und die kognitive Kontrolle, kommen entsprechend erst im jungen Erwachsenenalter voll zum Ausdruck (Anderson, 2002). Die weiße Substanz nimmt bis weit ins Erwachsenenalter linear zu, vermutlich aufgrund einer zunehmenden Myelinisierung (Courchesne et al., 2000). Die Entwicklung der wichtigsten Assoziationsfasern (v. a. der *superiore longitudinale Fasciculus*) findet während der Adoleszenz statt. Die „Schaltstationen“ in der Tiefe des Gehirns, d. h., Thalamus und Basalganglien, sowie die „Kontrollzentrale“ im *Gyrus cinguli,* erlangen erst im jungen Erwachsenenalter ihre volle Reife (Lebel et al., 2008).

In Kindheit und Jugend zeichnet sich die Hirnentwicklung vor allem durch die Bildung und den Ausbau von Netzwerken aus, sowie durch ihre Anpassung an individuelle Bedürfnisse

1.5 Plastizität und Vulnerabilität

Inzwischen ist anerkannt, dass das junge und das ausgereifte Gehirn mit negativen Einflüssen verschieden umgehen. Ob jedoch die Unreife des Gehirns für die Erholung nach einer frühen Hirnschädigung eher günstig oder eher ungünstig ist, war in den vergangenen Jahrzehnten Gegenstand heftiger Diskussionen zwischen Vertretern der *Plastizität* und der *Vulnerabilität*. In diesem Kapitel soll verdeutlicht werden, dass beide Konzepte nicht unvereinbar, sondern in jeweils bestimmten Situationen plausibel sind.

1.5.1 Plastizität

In den ersten beiden Lebensjahren steht dem sich entwickelnden Gehirn eine große Auswahl möglicher Synapsen zur Verfügung, von denen erfahrungsabhängig die nützlichsten ausgewählt und beibehalten werden. Dies ist die Erklärung für die enorme Lernfähigkeit junger Kinder und gleichzeitig die Grundlage für Kompensationsmöglichkeiten bei Hirnschädigungen, die im erwachsenen Gehirn nicht mehr vorhanden sind.

Funktionelle Bildgebungsstudien haben gezeigt, dass das Gehirn im Verlauf von Kindheit und Jugend zunehmend effizienter arbeiten kann: Beobachtet man während einer Sprachaufgabe bei jungen Kindern weit über das Gehirn verteilte, bilaterale Aktivierung, zeigen Jugendliche und Erwachsene ein unilaterales, meist deutlich fokussierteres Aktivierungsmuster (Everts et al., 2009). Mit zunehmender Effizienz fallen jedoch auch die Kompensationsmöglichkeiten eines diffuseren Netzwerkes weg.

Margaret Kennards Forschungsergebnisse bei Rhesusaffen wurde von der wissenschaftlichen Gemeinde auf das *„Kennard Prinzip“* reduziert: „If you have a brain lesion, have it early, ...“. Zu ihrer Ehrenrettung muss angeführt werden, dass sie selbst ihre Befunde nie so vereinfacht interpretiert hat. Sie zeigte sogar, dass sich auch sehr frühe Verletzungen negativ auf bestimmte Funktionsbereiche auswirken können (Dennis, 2010).

Bei Erwachsenen führt ein linksseitiger Schlaganfall der mittleren Hirnarterie (Media-Infarkt) mit hoher Wahrscheinlichkeit zu einer rechtsseitigen motorischen Behinderung und einer Sprachstörung (Aphasie). Selbst bei intensiver Rehabilitation ist eine vollständige Wiederherstellung der motorischen und sprachlichen Funktionen nur bei ungefähr einem Drittel der Betroffenen zu erwarten. Ganz anders stellt sich die Situation bei einem Säugling dar, der perinatal einen linksseitigen Media-Infarkt erleidet. Die genauen Umstände dieser Erkrankung werden in Kapitel 4.2 erläutert. Hier sei lediglich vermerkt, dass die anatomischen Auswirkungen *perinataler* Schlaganfälle vom Ausmaß her von Schlaganfällen im Erwachsenenalter kaum zu unterscheiden sind. Anders als beim Erwachsenen hat der Säugling aber eine vergleichsweise gute Prognose: Er wird zwar mit hoher Wahrscheinlichkeit eine einseitige *spastische Zerebralparese* entwickeln, also eine Halbseitenlähmung. Verblüffend ist jedoch die sprachliche Prognose: Kinder mit perinatalem linksseitigem Media-Infarkt sind zunächst im Spracherwerb verzögert, im Schulalter zeigen sie jedoch nur bei komplexen sprachlichen Anforderungen Schwierigkeiten (Bates & Roe, 2001). Als Erklärung für diese unerwartete Entwicklung wird die besondere Fähigkeit des jungen Gehirns angenommen, bestimmte Funktionen in anderen als den ursprünglich vorgesehenen Arealen anzulegen. *Reorganisation* wurde besonders gut im Bereich der Sprache untersucht. Bei Kindern mit perinatalem linksseitigem Media-Infarkt ist die *interhemisphärische* Reorganisation der Sprache, also die Reorganisation in die nicht-geschädigte, rechte Hemisphäre häufig. In diesem Fall wird ein Netzwerk rekrutiert, das ein Spiegelbild des eigentlichen linksseitigen Sprachnetzwerks ist. Diese Kinder weisen die oben beschriebene relativ gute Funktionalität auf (Staudt et al., 2002). Die Grundlage für diesen besonderen Kompensationsmechanismus ist in der Sprachrepräsentation im Gehirn zu suchen: Zwar scheint die linke Hemisphäre für die Verarbeitung von Sprache klar genetisch vorbestimmt zu sein. Allerdings ist die rechte Hemisphäre anfangs mit beteiligt und die Lateralisierung verstärkt sich erst im Verlauf der Kindheit und Jugend (Everts et al., 2009). Stört eine frühe linksseitige Hirnschädigung diesen normalen Prozess, kann sich die Sprache nach einem verzögerten Beginn ausnahmsweise im rechten Teil dieses ursprünglich bilateralen Netzwerks etablieren. Sprach-Reorganisation kann jedoch auch innerhalb der geschädigten Hemisphäre stattfinden, dann werden *periläsionelle* Regionen rekrutiert, die ursprünglich zum Sprachnetzwerk gehörten, oder diesem direkt benachbart sind. Dieser Mechanismus wird in der Regel bei älteren Kindern und Erwachsenen beobachtet.

Fokale prä-/perinatale Hirnschädigungen können oft erstaunlich gut kompensiert werden – frühe diffuse Hirnschädigungen (z. B. Schädel-Hirn-Trauma) dagegen führen häufig zu globalen Entwicklungsstörungen

1.5.2 Vulnerabilität

In der Unreife und Entwicklungsdynamik des jungen Gehirns liegt die Chance einer gesteigerten Plastizität, aber auch das Risiko einer gesteigerten Vulnerabilität begründet. Bei der Erholung nach Hirnschädigungen spielen verschiedene Einflussfaktoren komplex zusammen: Wird aufgrund einer frühen Hirnschädigung eine Basisfunktion in ihrer Entwicklung gestört, werden sich komplexere Funktionen später ebenfalls schlechter entwickeln. Zwar können Kinder mit frühen Hirnschädigungen in manchen Funktionsbereichen durch die Anwendung alternativer Strategien fast dieselben Leistungen erbringen wie neurologisch gesunde Kinder, dies ist jedoch mit einem gesteigerten Verarbeitungsaufwand verbunden. In einer großen Studie von Vicky Anderson und Mitarbeitern (2009) zeigte sich, dass in der Gruppe der Kinder mit angeborenen Hirnschädigungen überproportional häufiger bilaterale Schädigungen vertreten waren und solche, die mit schwerer Epilepsie einhergingen. Das Risiko, erstmals eine schwere neurologische Störung zu erleiden, ist damit vor Geburt offensichtlich höher als während der Kindheit und Jugend. Bei der Untersuchung von Patienten mit Schädel-Hirn-Trauma zeigt sich, dass schwere Schädigungen bei jüngeren Kindern zu deutlich schwereren kognitiven Defiziten führen können als bei älteren Kindern (Beauchamp & Anderson, 2013). Dies ist vermutlich mit den massiven Netzwerkschädigungen durch ein Schädel-Hirn-Trauma zu erklären. Aus den Prozessen der interhemisphärischen Reorganisation von Sprache wird deutlich, dass dieser Kompensationsmechanismus nur bei frühen und einseitigen Hirnschädigungen greifen kann. Betrifft eine Läsion beide Hemisphären zugleich, ist eine interhemisphärische Reorganisation nicht mehr möglich, was bei ehemaligen Frühgeborenen mit periventrikulärer Leukomalazie (PVL; siehe Kapitel 4.1) gezeigt wurde. Durch ihre Lokalisation stört die immer bilateral auftretende PVL häufig die visuellen Verarbeitungspfade. Die Ausdehnung der PVL steht in Zusammenhang mit den Einschränkungen in der visuellen Wahrnehmung, d.h. eine Kompensation ist hier nicht möglich (Pavlova et al., 2006).

Die Ausbildung von Netzwerken im Gehirn verläuft in Stufen. Sind zunächst vor allem benachbarte Regionen miteinander vernetzt, werden im Verlauf der Kindheit und Jugend Langstreckenverbindungen ausgebaut, die mit zunehmender Myelinisierung immer effizienter werden (Lebel et al., 2008). Komplexe kognitive Prozesse, bei denen multimodale Informationen integriert werden, sind auf solche sich spät entwickelnde Langstreckenverbindungen angewiesen. Hierzu zählen die Exekutivfunktionen, bei denen insbesondere frontale Regionen eine „top-down"-Kontrolle auf weit im Gehirn verteilte Verarbeitungsmodule ausüben (Lee et al., 2012). Dieser ausgeprägte „Netzwerkcharakter" komplexer neuropsychologischer Funktionen ist vermutlich die Ursache dafür, dass diffuse Hirnschädigungen langfristig vor allem die Aufmerksamkeit und Exekutivfunktionen beeinträchtigen, bzw. bei früher

Schädigung zu globalen Beeinträchtigungen führen (Beauchamp & Anderson, 2013). Wichtige Beispiele hierfür sind das Schädel-Hirn-Trauma und die extreme Frühgeburt, die häufig mit diffusen Schädigungen der weißen Substanz einhergehen und zu Störungen in Aufmerksamkeit und Exekutivfunktionen führen (Anderson, 2014; Anderson, Jacobs et al., 2010).

Ein entscheidender Faktor bei der Erholung von frühen Hirnschädigungen ist das Vorliegen einer Epilepsie. Die genauen Zusammenhänge zwischen Anfallsaktivität, antiepileptischer Medikation und kognitiver Entwicklung werden in Kapitel 4.6 beschrieben (siehe auch Fortschritte der Neuropsychologie Band 9 (Mayer, 2012)). Epilepsien mit häufigen Anfällen und Beginn im frühen Kindesalter gehen besonders oft mit schweren kognitiven Entwicklungsstörungen einher. Für verschiedene Patientengruppen (z.B. perinataler Schlaganfall, Hirntumor, Schädel-Hirn-Trauma) wurde gezeigt, dass eine zusätzlich bestehende Epilepsie den Unterschied zwischen guter und schlechter Prognose hinsichtlich der kognitiven bzw. sprachlichen Entwicklung machen kann.

1.5.3 Growing into Deficit

Im klinischen Alltag imponiert häufig die rasche motorische Erholung kleiner Kinder nach Hirnläsionen. Kognitive oder sozio-emotionale Einschränkungen werden zunächst nicht offensichtlich. Klinischer Alltag ist jedoch auch, dass immer wieder ältere Kinder und Jugendliche zur neuropsychologischen Diagnostik vorgestellt werden, deren schulische Weiterentwicklung oder berufliche Integration Jahre nach der Hirnerkrankung stockt. Wie lassen sich diese widersprüchlichen Erfahrungen erklären?

Jüngere Kinder zeigen nach einer Hirnläsion häufig nur geringe Auffälligkeiten im kognitiven und sozio-emotionalen Bereich. Dies ist aus verschiedenen Gründen nicht verwunderlich: Die neuropsychologische Testdiagnostik ist bei sehr jungen Kindern weniger reliabel und valide (siehe Kapitel 2). Zudem zeigen komplexe kognitive Funktionen einen langsamen Entwicklungsverlauf und sind erst im Jugend- oder jungen Erwachsenenalter stabil untersuchbar (siehe Kapitel 5.2). Schließlich gehören die den komplexen Funktionen zugrundeliegenden Langstrecken-Netzwerke zu den Strukturen mit dem längsten Entwicklungsverlauf (siehe Kapitel 1.4). Somit sind bei jungen Kindern die Voraussetzungen für die Aufdeckung von Auffälligkeiten in komplexen kognitiven Funktionen auf mehreren Ebenen nicht gegeben. Gleichzeitig sind die relevanten Netzwerke in einer Phase rascher Entwicklung, und eine Läsion kann diesen Prozess massiv behindern. Je nach Ausmaß der Schädigung wird das betroffene Kind damit bei neuen, komplexeren Anforderungen unweigerlich an eine Grenze stoßen. Die vermeintlich „neu auftretenden" kognitiven Probleme können seine schulische oder berufliche Weiterentwicklung deutlich beeinträchtigen. Leider gibt es bislang nur wenige belastbare Studien, die den theoretisch plausiblen und klinisch immer wieder beobachteten Effekt des *Growing into Deficit* untersuchen, was sicher an den vielen methodischen Problemen bei dieser Fragestellung liegt. Das Alter bei Verletzung und die Erholungszeit ist in solchen Studien kaum zu trennen. Aus den bislang publizierten Daten kann aber geschlossen werden, dass sich manche Kinder nach frühen Hirnschädigungen besonders in den kognitiven Funktionen, die erst nach der Schädigung erworben werden, langsamer entwickeln als erwartet (Beauchamp & Anderson, 2013). Eine sorgfältige Verlaufskontrolle betroffener Kinder oder zumindest eine gute Aufklärung der Bezugspersonen über das Phänomen des *Growing into Deficit* sind daher enorm wichtig.

„*Growing into Deficit*": Nach frühen Hirnschädigungen werden vor allem Störungen der Exekutiv-Funktionen erst Jahre später deutlich

2 Diagnostische Strategien bei Kindern und Jugendlichen

Diagnostik im Kindes- und Jugendalter ist auch bei neuropsychologischen Fragestellungen ein komplexer Prozess (Irblich & Renner, 2009; Riccio et al., 2010; Sattler, 2008). Besonderheiten und Limitationen in diesem Altersbereich ergeben sich aus alters- und entwicklungsabhängigen Verhaltensweisen, spezifischen Behinderungen, den vorhandenen Verfahren und den diagnostischen Fragestellungen.

2.1 Alters- und entwicklungsspezifische Besonderheiten

Grundsätzlich müssen alterstypische Verhaltensweisen in der neuropsychologischen Diagnostik dieser Altersgruppe besonders berücksichtigt werden. Viel mehr als bei älteren Probanden hängt die Testleistung im Kindes- und Jugendalter von Motivation, Ausdauer, Konzentration, Instruktionsverständnis und temperamentsspezifischen Aspekten ab. Dementsprechend sind häufig Anpassungen der standardisierten Testdurchführung erforderlich. In der Folge muss abgewogen werden, in welchem Ausmaß diese Anpassungen das Testergebnis beeinflussen (für ausführliche Informationen siehe auch Irblich & Renner, 2009) Gerade bei Kindern unter drei Jahren machen alterstypische Verhaltensweisen, Verweigerung oder mangelnde Kooperation eine standardisierte Manual-getreue Testung hin und wieder unmöglich. In solchen

Verhaltensbeobachtungen und Anamnese sind insbesondere bei jungen Kindern und bei Kindern mit Beeinträchtigungen die wichtigsten Informationsquellen

Fällen sind Exploration und Verhaltensbeobachtung häufig die einzigen Informationsquellen. Dementsprechend hoch ist dann die Verantwortung der Untersucher, die Ergebnisse mit Hinblick auf neuropsychologische Fragestellungen zu interpretieren.

Je jünger die Probanden, je größer die Leistungs- oder Funktionseinschränkungen und die Kooperationsprobleme sind, desto mehr Gewicht bekommen Informationen aus Anamnese, Exploration und Verhaltensbeobachtung. In diesen Fällen werden möglichst umfassende Informationen von Bezugspersonen eingeholt und das Verhalten während der Durchführung globaler Testverfahren und im freien Spiel qualitativ beurteilt (Reuner & Pietz, 2006). Für Kinder unter drei Jahren liegen z.B. keine spezifischen Funktionstests vor, die eine Quantifizierung von Teilleistungen ermöglichen. Hinweise auf Besonderheiten in umschriebenen Funktionsbereichen (z.B. Exekutivfunktionen oder Gedächtnis) können dann am ehesten aus der Zusammenschau ähnlicher Items von Testverfahren abgeleitet werden (für eine übersichtliche Sammlung in Bezug auf Diagnostik von Gedächtnisleistungen siehe auch Gleissner, 2009). Dieses Vorgehen ist wegen der eingeschränkten Reliabilität und Validität einer Interpretation auf Itemebene aber immer explorativ bzw. hypothesengenerierend.

Standardisierte Fragebogeninstrumente zu kognitiven Funktionen liegen für junge Kinder im Kindergarten- und Vorschulalter ebenfalls nur begrenzt vor, z.B. der Fragebogen zur Erfassung kognitiver Prozesse bei 4- bis 6-jährigen Kindern KOPKI 4-6 (Gleissner et al., 2011; Reuner et al., 2011) oder das Verhaltensinventar zur Beurteilung exekutiver Funktionen für das Kindergartenalter BRIEF-P (Daseking & Petermann, 2013). Deshalb muss in einer Exploration so konkret wie möglich nach den interessierenden Bereichen und Funktionen gefragt werden. Um Informationen zu visuellen Gedächtnisleistungen zu erhalten, könnte z.B. nach Leistungen im Memory-Spiel gefragt werden. Allerdings reichen Einzelinformationen nicht aus, da gerade im Vorschulalter „Expertenleistungen" durch Training ausgebildet werden können und eine tatsächliche Einschränkung in dem Bereich übersehen wird.

Entwicklungsbedingt verändert sich das Antwortformat

Diagnostik in einer Phase rapider Entwicklung

Das Säuglings- und Kleinkindalter ist eine Zeit umfassender qualitativer und quantitativer Veränderungen in allen Funktionsbereichen. Intraindividuelle und interindividuelle Variabilität kennzeichnen die normale Entwicklung. Des Weiteren sind viele Funktionsbereiche (z.B. Gedächtnis, Aufmerksamkeit, Visuokonstruktion) im frühen Kindesalter noch nicht ausdifferenziert und können dementsprechend nicht spezifisch untersucht werden. Außerdem verändert sich entwicklungsbedingt das Antwortformat. Während z.B. bei Säuglingen Hinweise auf Gedächtnisleistungen häufig aus dem Blickverhalten erschlossen werden, ist bei Aufgaben für ältere Kinder eine sprachliche oder eine differenzierte motorische Antwort erforderlich. Die prädiktive Validität von Untersuchungen aus dem Säuglingsalter auf spätere Leistungen ist dementsprechend limitiert.

2.2 Diagnostik bei Kindern mit umschriebenen kognitiven, sensorischen oder motorischen Beeinträchtigungen

Wenn ein Kind mit globaler Entwicklungsstörung, deutlicher Seh- oder Hörbehinderung, und/oder einer motorischen Behinderung zur Diagnostik vorgestellt wird, kann weder ein globales Verfahren zur Untersuchung der Intelligenz oder des Entwicklungsstandes noch ein spezifisches Verfahren zur Untersuchung umschriebener kognitiver Funktionen standardisiert durchgeführt werden. Abgesehen von Extremfällen sind jedoch die Auswirkungen von Behinderungen auf die Testanwendung erst im Verlauf valide einzuschätzen. Dementsprechend müssen Untersucher flexibel entscheiden, ob ein Verfahren überhaupt probiert wird, ob es nach einer ersten Orientierung fortgesetzt wird, oder ob Anpassungen der standardisierten Durchführung möglich sind, um zu interpretierbaren Ergebnissen zu kommen. Im weiteren Verlauf muss abgewogen werden, ob eine standardisierte Auswertung noch angemessen ist, da anhand der Normen stets nur der Vergleich mit Kindern ohne die jeweilige Behinderung und ohne Anpassungen erfolgt. In solchen Fällen sollte die diagnostische Fragestellung gut überprüft werden. Auch wenn ein normativer Vergleich mit einer Grundgesamtheit entsprechender Normkollektive evtl. wenig sinnvoll erscheint, könnten für den Einzelfall individuelle Profile oder Verläufe analysiert werden (Sarimski, 2009; Stahl & Irblich, 2005). Adaptionen für Kinder mit motorischen Einschränkungen oder Sehbehinderung liegen z.B. für die niederländische Fassung der Bayley Scales of Infant and Toddler Development Bayley-III vor (Visser et al., 2014; Visser et al., 2012).

2.3 Diagnostische Instrumente für Kinder und Jugendliche

Während spätestens ab dem Schulalter ähnliche diagnostische Verfahren wie bei Erwachsenen zum Einsatz kommen, liegen für junge Kinder nur sehr wenige neuropsychologisch interpretierbare Verfahren zu umschriebenen Funktionsbereichen vor. Intelligenztests, die bereits ab zweieinhalb Jahren durchführbar sind, sind aufgrund von Bodeneffekten manchmal nicht sinnvoll zu interpretieren. Entwicklungstests hingegen basieren nicht auf Intelligenztheorien oder neuropsychologischen Modellen, sondern ermöglichen die Beobachtung verschiedenster Fähigkeiten und Kompetenzen. Diese Leistungen werden nach großen Funktionsbereichen zusammengefasst (z. B. Kognition, Sprache, Motorik, Selbständigkeit). Um Ergebnisse aus einem Entwicklungstest in Bezug auf neuropsychologische Fragestellungen zu interpretieren, müssen Untersuchende konstruktähnliche Testitems selbständig identifizieren und zusammenfassen. Wird zum Beispiel ein zweijähriges ehemaliges Frühgeborenes untersucht und bestehen anamnestisch Hinweise auf Probleme im Bereich der Aufmerksamkeits- und Exekutivfunktionen, können aus einem Entwicklungstest genau solche Aufgaben zusammen betrachtet werden, die hier besondere Anforderungen stellen (z. B. Ausdauer beim Auffädeln, Inhibition bei Zeige-Aufgaben, Arbeitsgedächtnis bei Imitationsaufgaben, Planungsfähigkeit bei einer Problem-Löse-Aufgabe etc.). So gewonnene Informationen liefern dann wichtige qualitative Einschätzungen, die zusammen mit anderen Informationen (z. B. Fragebogen, Anamnese) hypothesengeleitet neuropsychologisch interpretiert werden können. Auch bei älteren Kindern bietet sich ein solches Vorgehen an und kann z. B. auf Untertests aus einem Intelligenztest übertragen werden (z. B. Impulsivität beim Bearbeiten von Matrizentests, Arbeitsgedächtnisleistungen bei Symbolsuche etc.).

Entwicklungstests ermöglichen Beobachtung verschiedener Leistungen

Bei jungen Kindern sind Verhaltensbeobachtungen im selbst bestimmten oder auch gelenkten Spiel des Kindes sinnvoll. Um der Hypothese nach Problemen in Aufmerksamkeits- und Exekutivfunktionen weiter nachzugehen, können z. B. gezielt Spielsequenzen angeregt werden, die Inhibition, Flexibilität, Planung und Arbeitsgedächtnisleistungen erfordern. Hierzu eignet sich einfaches Funktionsspielzeug (Spielzeugkasse, Steckspielzeuge, etc.). Aus den Reaktionen auf mehrstufige Aufträge kann auf Arbeitsgedächtnisprozesse rückgeschlossen werden. Viele Regelspiele für das Kleinkind- und Vorschulalter fordern Inhibitionsprozesse. Ähnlich können visuo-konstruktive Leistungen mit Bau- und Steckspielen oder mnestische Fähigkeiten über Memory-Spiele exploriert werden.

Beobachten des Spielverhaltens

2.4 Neuropsychologische Verlaufsdiagnostik bei Kindern und Jugendlichen

Verlaufsdiagnostische Fragen ergeben sich insbesondere bei Kindern und Jugendlichen mit umschriebenen Risikobedingungen (z. B. Frühgeburt), bestimmten Erkrankungen (z. B. Hirntumore) oder bei besonderen Interventionen (z. B. Epilepsiechirurgie, Beginn einer antiepileptischen Dauermedikation). Diese Gruppen sind häufig bei kleiner Fallzahl hinsichtlich Alter und Entwicklungsstand, Pathologie und Intervention äußerst heterogen. Die qualitativen Veränderungen von Verhalten und Funktionen in den ersten Lebensjahren erschweren zudem die Bewertung von Verlaufsdaten. Abgesehen davon, dass es für Entwicklungs- oder Intelligenztests keine Parallelversionen gibt, um Lerneffekte zu minimieren, sind altersbedingt immer wieder Testwechsel erforderlich. Wenn z. B. ein knapp dreijähriges Kind vor einer Intervention mit einem Entwicklungstest untersucht werden konnte, welcher bis zum Alter von 42 Monaten normiert ist, muss zwangsläufig bei der Verlaufsuntersuchung ein Jahr später auf ein anderes Verfahren zurückgegriffen werden. Voraussichtlich wird ein Intelligenztestverfahren gewählt, das möglichst viele neuropsychologische Interpretationsansätze bietet. In solchen Fällen bleibt nur der qualitative Vergleich von ähnlichen Leistungen im Verlauf, um die Entwicklungsfortschritte einzuschätzen. Für die individuelle Verlaufsdiagnostik ist die Dokumentation auf Rohwertebene sinnvoll, da sich Veränderungen jenseits der statistischen Signifikanz am ehesten in Form von Rohwertverläufen dokumentieren lassen.

Methodische Probleme bei Verlaufsuntersuchungen

Neuropsychologen sind oft gefordert, Einzelfallentscheidungen zu treffen und individuelle Fragen zu beantworten, zum anderen sollen sie multizentrisch abgesprochene Untersuchungsprotokolle einhalten. Multizentrisch vereinheitlichte Untersuchungsdesigns sind vor allem mit Hinblick auf Forschungsfragen und Qualitätssicherung von Bedeutung. Bis dato liegt nur für die zahlenmäßig große Gruppe frühgeborener Kinder eine Vorgabe des Gemeinsamen Bundesausschusses zu einer entsprechend harmonisierten Nachuntersuchung mit einem Entwicklungstest vor (Der Gemeinsame Bundesausschuss, 2006). Für Kinder mit Hirntumoren im Alter von fünf bis 18 Jahren wurde bereits vor mehreren Jahren im Rahmen einer multizentrischen Hirntumor-Studie ein Kurzdiagnostikum vorgelegt, das ausgewählte und eigenständig normierte Verfahren zu verschiedenen Faktoren zusammenfasst (Würzburger Psychologische Kurzdiagnostik WUE-KD; Ottensmeier et al., 2015). Für den Bereich der pädiatrischen Epilepsiechirurgie in Deutschland hingegen existieren nur Absprachen innerhalb von Arbeitsgruppen oder Kooperationen, die abhängig von Altersbereich und Funktionsbereich verschiedene diagnostische Instrumente vorschlagen.

Bestrebungen, Kindern mit einer neu diagnostizierten Epilepsie vor dem Beginn der medikamentösen Behandlung mit einem Screening zu exekutiven Funktionen neuropsychologisch zu untersuchen (Helmstaedter et al., 2010), um mittels Wiederholungsuntersuchung Veränderungen in diesem relevanten Bereich aufzudecken, haben sich auch für die Beratung der Patienten und Familien als nützlich erwiesen. Wenn in systematischen Verlaufsuntersuchungen keine Verschlechterung dieser Funktionen unter Einnahme von antiepileptischen Medikamenten zu verzeichnen ist, kann das die Compliance und damit auch den Behandlungserfolg positiv unterstützen. Für Patienten, bei denen im Kontext der medikamentösen Behandlung relevante Verschlechterungen zu erkennen sind, kann entweder die Behandlung angepasst werden oder es können frühzeitig kompensatorische Maßnahmen eingeleitet werden (Reuner et al., 2016).

Exkurs: Klassifikation neuropsychologischer Funktionsstörungen bei Kindern gemäß ICD-10

Neuropsychologische Funktionsstörungen werden in der ICD-10 in den Kapiteln F06 (Sonstige psychische Störungen aufgrund der Schädigung oder Funktionsstörung des Gehirns oder einer körperlichen Krankheit) und F07 (Persönlichkeits- und Verhaltensstörungen aufgrund einer Krankheit, Schädigung oder Funktionsstörung des Gehirns) eingeordnet. Die Zuordnung ist bei Kindern mit diagnostisch fassbaren Funktionsstörungen, aber ohne umschriebene Störung, Läsion oder Erkrankung problematisch. Neuropsychologen müssen hier abwägen, ob sie die Auffälligkeiten im Sinne einer Entwicklungsstörung (F8x) oder einer allgemeinen Intelligenzminderung (F7x) einordnen, oder aber als Störungen im Kontext einer Organerkrankung bewerten (F06, F07). Wenn z.B. ein ehemals extrem frühgeborenes Kind keine umschriebene Schädigung des ZNS erlitten hat, aber dennoch eine schwere Aufmerksamkeitsstörung vorliegt, könnte entweder ein Aufmerksamkeitsdefizitsyndrom (F90.x) oder eine sonstige organische Verhaltensstörung aufgrund einer Reifungsstörung des Gehirns (F07.8) angenommen werden. Diese Unterscheidung wird für die Betroffenen dann relevant, wenn konkrete neuropsychologische Therapieansätze empfohlen werden, da die Kostenübernahme durch die Krankenversicherung (in Deutschland) an eine Diagnose aus den Kapiteln F06 und F07 gebunden ist. Außerdem könnten bei ähnlicher Symptomatik unterschiedliche therapeutische Strategien sinnvoll sein (siehe auch Kapitel 5.2).

3 Neuropsychologische Therapiestrategien bei Kindern und Jugendlichen

3.1 Neuropsychologische Therapie bei Kindern und Jugendlichen

Eine neuropsychologische Therapie bei Kindern umfasst idealerweise verschiedene Komponenten. Im engen Sinne gesehen soll eine neuropsychologische Therapie *zur Verbesserung der kognitiven Leistungsfähigkeit* führen. Solch eine Verbesserung kann einerseits durch ein Defizit-orientiertes Training spezifischer kognitiver Bereiche wie beispielsweise des Gedächtnisses

(Kapitel 3.2), der Aufmerksamkeit (Kapitel 3.3) oder der Exekutivfunktionen (Kapitel 3.4) angestrebt werden. Dabei erfolgt die Wiederherstellung von gestörten Funktionsbereichen durch intensives Üben („remediation)“. Andererseits kann die Verbesserung der Leistungsfähigkeit Stärken-orientiert erfolgen, beispielsweise durch kompensatorische Strategien („compensation“) wie dem *Vermitteln von Gedächtnisstrategien* (siehe Kapitel 3.2) oder der *Förderung der Metakognition*. Die Metakognition umfasst personenbezogenes Wissen (Wissen über die eigenen kognitiven Prozesse und deren Stärken und Schwächen), aufgabenbezogenes Wissen (Wissen über Anforderungen, die eine Aufgabe stellt) und Strategiekenntnisse, also das Wissen über Strategien, welche es erlauben, die Aufgabe zu lösen oder aber alternative Lösungswege einzuschlagen. Dazu gehört beispielsweise das Einüben von *Lernstrategien*. Idealerweise verbindet eine neuropsychologische Therapie den Defizit- und Stärken-orientierten Ansatz. Die wichtigsten kognitiven Trainings aus dem deutschsprachigen Raum werden in Kapitel 5 zum entsprechenden Funktionsbereich dargestellt.

Defizit-orientiertes intensives Üben („remediation“) und Stärken-orientiertes Anwenden kompensatorischer Strategien („compensation“), bildet die ideale Kombination um die kognitive Leistungsfähigkeit zu steigern

Neben dem personen-, aufgaben- und strategiebezogenen Wissen kann auch das Wissen über die zugrundeliegende Erkrankung selbst, das durch *Psychoedukation* vermittelt wird, das wahrgenommene Ausmaß kognitiver Beeinträchtigungen mildern. Patienten nach einem Schädel-Hirn-Trauma zeigen z. B. ein besseres Wohlbefinden und weniger funktionale Probleme, wenn sie über den möglichen Verlauf einer Erkrankung oder den Verlauf der Rehabilitation informiert werden (Bell et al., 2005). Die Teilnahme an einem speziellen Programm mit Psychoedukation führte auch bei Kindern und Jugendlichen mit Hirntumoren zu einer besseren elterlichen Einschätzung der Schulleistungen (Northman et al., 2015).

Zur Reduktion von Krankheitssymptomen können zudem elternbezogene Aspekte wie beispielsweise *Elterntrainings* führen. Aus gesundheitswissenschaftlicher Sicht stellen Verhalten und Einstellungen der Eltern („Erziehungsstil“), sowie die Art der Kommunikation und Interaktion der Familienmitglieder untereinander wichtige Schutzfaktoren für die kognitive und psychosoziale Entwicklung des Kindes dar. Geringes elterliches Wissen im Umgang mit kognitiven Problemen und Verhaltensauffälligkeiten der Kinder kann zu negativen Interaktionen mit dem Kind und einer angespannten Situation zuhause und in der Schule führen. In Elterntrainings werden Verhaltensänderungen beim Kind und den Eltern angestrebt, welche zu einer Stressreduktion im Familienalltag führen. So bewirkt das Step-Programm (Systematic Training for Effective Parenting; www.instep-online.de) ein verbessertes Kompetenzgefühl der Eltern im Umgang mit den Kindern (Marzinzik & Kluwe, 2007). Das Stepping Stones Triple-P Training (Triple-P Training für Kinder mit besonderen Bedürfnissen; www.triplep.de) kann nach einer Hirnschädigung im Kindes- und Jugendalter und bei Kindern mit Behinderung ein verbessertes familiäres Wohlbefinden bewirken (Brown et al., 2015).

Ein weiteres Standbein der neuropsychologischen Therapie ist die Initiierung *schulzentrierter Maßnahmen.* Der Einbezug der Lehrpersonen ist unabdingbar für den Therapieerfolg bei Schulkindern. Dabei können Hinweise zur Optimierung der Arbeitsbedingungen in der Schule gegeben werden (z. B. ruhiger Arbeitsplatz, weder Über- noch Unterforderung, sinnvoller Wechsel von Bewegung und Ruhe, Peer-Teaching durch andere Kinder) oder schulische Maßnahmen aufgrund der neuropsychologischen Diagnostik eingeleitet werden (z. B. Nachteilsausgleich bei Gesichtsfelddefekten, reduzierte Lernziele nach Hirnschädigung). Diese Maßnahmen können die Ausdauer und Konzentration verbessern, Ablenkbarkeit vermindern, krankheitsbedingte Funktionseinbußen kompensieren und nicht zuletzt die Motivation und Freude sowie die soziale Integration an der Schule begünstigen. Insgesamt kommt in der neuropsychologischen Therapie von Kindern und Jugendlichen der Elternarbeit eine sehr wichtige Bedeutung zu. Darüber hinaus ist die Vernetzung der unterschiedlichen Helfersysteme (Kindertageseinrichtungen, Schulen, funktionelle Therapien, Fachärzte, Kliniken, Sozialarbeiter, Schulbegleiter, Integrationsfachkräfte, etc.), die mit den Familien befasst sind eine der zeitintensiven Herausforderungen für die neuropsychologische Behandlung. Im Sinne eines integrativen Behandlungsansatzes müssen sich klinische Neuropsychologen für Kinder und Jugendliche sehr intensiv mit den jeweils regionalen Besonderheiten der Helfersysteme auseinandersetzen.

Psychoedukation, Elterntraining, schulzentrierte Maßnahmen und kognitiv-behaviorale Verfahren stellen wichtige Säulen einer sinnvollen neuropsychologischen Therapie dar

Bei kognitiven und Verhaltensproblemen sind *kognitiv-behaviorale Verfahren* wie Selbstinstruktions- und Selbstmanagementmethoden ein wichtiger Bestandteil neuropsychologischer Therapien, sie sind jedoch zeitintensiv und erst ab dem Schulalter zu empfehlen. Konkrete Techniken zur Verbesserung von Verhaltensproblemen bieten spezifische Trainings z. B. zur Ärger-Kontrolle, zur Selbstverstärkung, zum Problemlösen, zu sozialen Kompetenzen oder zum Modelllernen. Im Rahmen von Selbstinstruktionstrainings lernen die Kinder handlungsanleitendes „Zu-sich-selbst-sprechen“, welches hilft, bei Problemen innezuhalten und reflektiert Lösungen zu entwickeln. Ein weiteres verhaltenstherapeutisches Konzept ist das Programm „Bleib locker“ (Klein-Heßling & Lohaus, 2000), ein Stressbewältigungsprogramm für Kinder im Grundschulalter. Mit einer Vielzahl von Methoden, wie Problemanalysen, verhaltensbezogenen Hausaufgaben, Rollenspielen, Fallbeispielen, Comics, Entspannungs- und Auflockerungsübungen soll der Komplexität der Stressverursachung und Stressbewältigung Rechnung getragen werden.

Neurofeedback (auch *EEG-Feedback)* ist eine computergestützte Trainingsmethode, bei der ausgewählte Parameter der eigenen Gehirnaktivität, über die man für gewöhnlich keine Wahrnehmung hat, erkennbar gemacht werden. Mit Hilfe von Neurofeedback wird versucht, durch unmittelbare Rückmeldung die Selbstkontrolle und die Kognition zu verbessern, indem die Kinder die auf einem Bildschirm präsentierten EEG-Muster (Feedback) zu kontrollieren lernen. Durch diese unmittelbare Rückmeldung können die Regulation und Kontrolle der Gehirnaktivität erlernt werden. Es wird angenommen, dass kognitive Schwierigkeiten und Verhaltensprobleme durch eine Veränderung der Gehirnaktivität abgeschwächt werden könnten.

Die meisten Neurofeedback-Therapien für Kinder und Jugendliche fokussieren auf Aufmerksamkeitsprozesse bei Patienten mit Aufmerksamkeitsdefizit-/Hyperaktivitätsstörung (ADHS; siehe auch Kapitel 5.2.6.3). Bei gesunden Kindern wird nach Neurofeedback eine Verbesserung beim Wiedererkennen von erlernten Informationen beobachtet (Hanslmayr et al., 2005), Kinder mit Autismus zeigen eine Reduktion der autistischen Symptome und eine Verbesserung der Verhaltensproblematik (Jarusiewicz, 2002). Eindeutige Evidenz für die Wirksamkeit von Neurofeedback gibt es bis heute aber nicht. Auf Aufmerksamkeitsprozesse scheint Neurofeedback eine positive Wirkung zu haben, generalisierbar auf andere kognitive Prozesse ist die Methode nicht. Die Hinweise aus der wissenschaftlichen Literatur beschreiben Neurofeedback als „vielversprechend" und „wahrscheinlich effektiv" (Lofthouse et al., 2012).

Verbesserung der Aufmerksamkeit durch Neurofeedback

3.2 Wirksamkeit kognitiver Trainings

Über die Wirksamkeit von kognitiven Trainings (Funktionstrainings) bei Kindern und Jugendlichen ist bis heute wenig evidenz-basierte Literatur vorhanden. Um wissenschaftliche Evidenz der höchsten Evidenzklasse zu bieten, muss eine Studie randomisiert, placebo-kontrolliert und verblindet sein, sowie eine genügend große Stichprobe einschließen. Die personellen, finanziellen und zeitlichen Ressourcen dafür sind selten gegeben. Aus den wenigen Studien, die sich mehrheitlich zum Trainingseffekt nach Arbeitsgedächtnistraining äußern ist zu folgern, dass ein kognitives Training im Kindesalter zu unmittelbaren Verbesserungen der trainierten Funktion führen kann (naher Transfer), die Generalisierung eines Trainings aber oftmals nicht gegeben ist. So wird die Auswirkung eines Trainings auf nicht direkt trainierte kognitive Bereiche oder auf das Funktionieren der Kinder in Schule und Alltag (ferner Transfer) kontrovers diskutiert (Shipstead et al., 2012). Die Tatsache, dass kognitive Trainings vor allem zu spezifischen Effekten innerhalb der trainierten Funktion führen, tritt in der Fachliteratur als „curse of specificity" auf („Fluch der Spezifität"). Der fehlende ferne Transfer stellt die Generalisierbarkeit kognitiver Trainings stark in Frage. Dazu kommt, dass die langfristige Auswirkung eines kognitiven Trainings nur in ganz wenigen Studien beschrieben wird und von einer Abnahme des Trainingseffekts über die Zeit ausgegangen werden muss. Zusammenfassend kann ein kognitives Training zwar intensiv trainierte kognitive Funktionen unmittelbar verbessern, auf andere kognitive Bereiche oder in Schule und Alltag überträgt sich die Wirksamkeit aber nur bedingt. Zu einem gewünschten fernen Transfer kommt es möglicherweise

Naher Transfer: unmittelbare Verbesserung der trainierten Funktion nach einem Training. Ferner Transfer: Auswirkung eines Trainings auf nicht direkt trainierte kognitive Bereiche oder auf das Funktionieren der Kinder in Schule und Alltag

vor allem dann, wenn Trainingsansätze kombiniert werden (je nach Patienten mit unterschiedlichem Schwerpunkt).

Als Goldstandard für eine sinnvolle Therapiestrategie gilt:

A) verschiedene *Funktionsbereiche trainieren,* die für die Kognition im Alltag von zentraler Bedeutung sind (z. B. Arbeitsgedächtnis, kognitive Flexibilität, Verarbeitungsgeschwindigkeit),
B) *Strategien vermitteln*, die als Hilfsmittel beim Erlernen und Abrufen von Informationen beigezogen werden können (z. B. Gedächtnisstrategien, Lernstrategien, metakognitive Strategien),
C) die *Selbstwirksamkeit der Kinder stärken* und dadurch die Motivation und den Willen, sich anzustrengen erhöhen (z. B. durch Erfolgserlebnisse kognitiver oder sportlicher Art) und
D) *Elterntrainings* und *schulzentrierte Maßnahmen* initiieren, welche den möglichen Ursprung und einen funktionalen Umgang mit kognitiven und Verhaltensproblemen aufzeigen können.

3.3 Einflussfaktoren auf den Erfolg kognitiver Trainings

Die Effekte von kurzen kognitiven Trainings bilden sich nach Trainingsabschluss oft wieder zurück, weshalb ein *langfristiges Training* im Rahmen des Kindergarten- und Schulalltags zu empfehlen ist. Ein Transfer des Trainingseffektes kann nur dann erwartet werden, wenn die kognitiven Übungen nicht nur punktuell erfolgen, sondern mehrmals täglich in den Lebensalltag der Kinder eingeflochten werden, wie dies z. B. in der Montessori-Pädagogik durch gezielte Anregung der Exekutivfunktionen gehandhabt wird. Wenn Lehrpersonen im Schulalltag regelmäßig Gedächtnisstrategien vermitteln, verbessern die Kinder ihre Schulleistungen (Coffman et al., 2008), insbesondere profitieren davon Kinder mit starken Beeinträchtigungen und Kinder und Jugendliche mit ADHS/ADS.

Um einen Trainingserfolg zu erreichen, muss eine *Grundmotivation* vorhanden sein. Das Kind sollte nicht von den Eltern oder involvierten Fachpersonen unter Druck gesetzt werden. Unter Stress werden Gedächtnisstrategien nur mühsam erlernt, die Wahrnehmung ist eingeschränkt und das Aufnehmen und Abspeichern von neuen Gedächtnisinhalten gehemmt.

Die große Frage stellt sich bezüglich der idealen *Intensität und Dauer* eines Trainings. Zusammenfassend kann aus der Trainingsliteratur bei Erwachsenen erschlossen werden, dass nach 20 bis 25 Trainingseinheiten à 30 bis 45 Minuten eine Veränderung eines kognitiven Bereichs wahrscheinlich ist

(Carlson-Green et al., 2017). Bei Kindern nach Krebserkrankung, welche sich einem Arbeitsgedächtnistraining unterzogen, wurde gezeigt, dass zwischen 25 und 35 Trainingseinheiten keine Verbesserung des Arbeitsgedächtnisses mehr vor sich gehen (Carlson-Green et al., 2017). Da Kinder schneller lernen, wird die Trainingsdauer oftmals reduziert. Eigene Erfahrungen zeigen, dass 20 mal 12 bis 15 Minuten Training zu Verbesserungen der Kognition im Kindesalter führen kann. Bei schwerer Erkrankung oder tiefer allgemeiner Leistungsfähigkeit ist mit einem langsameren Lernverlauf zu rechnen. Je länger und intensiver das gesamte Training andauert, umso öfter kommt es dazu, dass Kinder und Eltern frühzeitig aufgeben oder unmotiviert zum Training erscheinen. Bei zeitintensiven Trainingsprogrammen sollten stets die „versteckten Kosten" im Auge behalten werden: Welche Aktivität muss das Kind wegen des Trainings aufgeben? Auf was muss die Familie verzichten, damit das Kind das Training durchführen kann? Des Weiteren hängt der Trainingserfolg vom *Alter* des Kindes ab. Ein vier- bis fünfjähriges Kind verfügt oft nicht über ausreichende mentale Ressourcen und ein genügend entwickeltes Meta-Gedächtnis, um eine Gedächtnisstrategie erfolgreich anzuwenden. Kinder im Alter von 12 bis 13 Jahren können von einem Gedächtnisstrategietraining am meisten profitieren (Brehmer et al., 2008). Von einem Arbeitsgedächtnistraining profitieren hingegen jüngere Kinder (< 10 Jahre) stärker als ältere Kinder (Melby-Lervåg & Hulme, 2013).

Auch die *Rückmeldung,* die dem Kind zur Trainingsleistung gegeben wird, prägt die kognitive Leistung längerfristig. Ein strategie- und prozessbezogenes Feedback kann beispielsweise zu einer Verbesserung der Gedächtnisleistung führen.

Es gibt *Persönlichkeitsaspekte,* die mit der Wirksamkeit kognitiver Trainings in Zusammenhang stehen. Kinder mit hoher Selbstkontrolle und der Überzeugung, dass ihre Leistung nicht festgelegt, sondern durch eigenen Einsatz beeinflussbar sind, zeigen beispielsweise höhere Leistungssteigerungen während eines Arbeitsgedächtnistrainings (Studer-Luethi et al., 2016). Im Weiteren gilt die *Individualisierbarkeit* des Trainings als wichtiger Faktor. Ein adaptives Training, also ein Training, das dem individuellen Leistungsniveau angepasst wird, zeigt einen besseren Erfolg als ein nicht-individualisiertes Training (Klingberg et al., 2005).

Zusätzlich gilt die *Leistungsfähigkeit* vor einem Training als wesentlicher Faktor für den Trainingserfolg. Kinder mit schwächeren Ausgangsleistungen profitieren wohlmöglich mehr von einem Arbeitsgedächtnis- oder Gedächtnisstrategietraining als leistungsstarke Kinder, die wohlmöglich bereits vor dem Training ein starkes Arbeitsgedächtnis hatten und selbstständig Strategien anwendeten. Umgekehrt ist es möglich, dass ein leistungsstarkes Kind Strategien schneller erlernt und erfolgreicher anwendet und deswegen bezüglich Trainingseffekt ein Matthäus-Effekt im Sinne von „Wer schon hat, dem wird gegeben" zu beobachten ist.

Dosierung, Dauer und Intensität, Alter des Kindes, Persönlichkeitsaspekte und Leistungsniveau vor dem Training beeinflussen den Trainingseffekt

Exkurs

In Deutschland ist neuropsychologische Diagnostik und Therapie durch approbierte Psychotherapeuten mit Zertifizierung in klinischer Neuropsychologie als Untersuchungs- und Behandlungsmethode seit dem 1. Januar 2013 anerkannt und eine Leistung der Gesetzlichen Krankenversicherung. Häufig wird neuropsychologische Diagnostik und Therapie auch durch Unfallkassen oder Rentenversicherungen bei erworbenen Hirnschädigungen übernommen.

In der Schweiz kann die neuropsychologische Diagnostik seit dem 1. Juli 2017 durch anerkannte Neuropsychologen (Fachtitel) durch die Krankenkassen abgerechnet werden. Neuropsychologische Therapie darf nur durch Psychotherapeuten abgerechnet werden.

4 Neurologische Pathologien bei Kindern und Jugendlichen

4.1 Frühgeborene

4.1.1 Definition, Häufigkeit und Ätiologie

Als „Frühgeborene" werden Kinder bezeichnet, die vor vollendeter 37. Schwangerschaftswoche zur Welt kommen. Sie werden mit Hinblick auf die Anzahl abgeschlossener Schwangerschaftswochen und das Geburtsgewicht weiter klassifiziert (World Health Organization, 2012). Die Grenze zur Lebensfähigkeit wird mit etwa 22 vollendeten Schwangerschaftswochen angegeben. Die Empfehlungen zur intensivmedizinischen Versorgung von Kindern, die an der Grenze zur Lebensfähigkeit geboren werden, unterscheiden sich international und liegen zwischen der 23. und 24. Schwangerschaftswoche.

Die Zahl der Frühgeborenen (< 37 SSW) ist in Deutschland mit 9 % auf hohem Niveau stabil. Die Anzahl extrem frühgeborener Kinder (< 28 SSW) stieg in den letzten zwei Jahrzehnten drastisch an, wobei Erstgebärende und ältere Mütter höhere Zunahmen an Frühgeborenen aufweisen (Schleußner, 2013). Kinder, die zu früh zur Welt kommen, haben heutzutage deutlich bessere Überlebenschancen als früher. Vor allem bei den sehr kleinen Frühgeborenen mit einem Geburtsgewicht<1500g haben sich die lebenserhaltenden Therapiemöglichkeiten in jüngster Zeit erheblich verbessert. Trotzdem trägt Frühgeburtlichkeit mit 77% erheblich zur perinatalen Sterblichkeit bei.

Tabelle 4.1: Definition Frühgeborene

	Englischer Fachbegriff	Definition	Inzidenz
Termingeboren	Term born (near term)	37–40 SSW	
Moderat bis späte Frühgeborene	Moderately to late Preterm (MLPT)	32–36 SSW	6–20%[1]
Sehr frühe Geburt	Very preterm (VPT)	28–32 SSW	0.6%[2]
Extrem frühe Geburt	Extrem preterm (EPT)	24–28 SSW	0.4[2]–0.6%[3]
Kleine Frühgeborene	Low birth weight (LBW)	< 2500 g	
Sehr kleine Frühgeborene	Very low birth weight (VLBW)	< 1500 g	
Extrem kleine Frühgeborene	Extremely low birth weight (ELBW)	< 1000 g	
Hypotrophe Frühgeborene	Small for gestational age (SGA)	Unüblich klein oder leicht bezogen auf das Alter (< 10. PR)	5–10%[3]
Hypertrophe Kinder	Large for gestational age (LGA)	Unüblich groß oder schwer bezogen auf das Alter (> 90. od. 97. PR)	6–12%[4]

Anmerkungen: [1]Schweden: 6%, USA: 13%, Malawi: 20%, Deutschland: 9.2%, Schweiz: 7.2%; [2]Zahlen für die Schweiz 2014; [3]Deutschland 2015; [4]Asien: 6%, USA: 10%, Italien, UK: 12%; SSW: Schwangerschaftswochen; g = Gramm; PR = Perzentile

Als mütterliche *Risikofaktoren* für eine Frühgeburt gelten unter anderem der sozio-ökonomische Status, das Alter der Mutter, mütterliches Rauchen, Substanzabusus, mütterlicher Stress und zunehmend auch Mehrlingsschwangerschaften. Ursachen einer Frühgeburt basieren oftmals auf entzündlichen Prozessen (im Bereich der Scheide oder Gebärmutter), vaskulären Mechanismen (Präeklampsie oder Plazentaablösung) oder neuroendokrinologischen Reaktionen (Aktivierung der HPA-Achse bei Stress).

Frühgeborene erleiden in erhöhtem Maße vor, während und nach der Geburt Hirnschädigungen. Die Häufigkeit der Hirnschädigungen steht in Zusammenhang der Unreife bei Geburt. Extrem unreif geborene Kinder <1000g sind besonders häufig betroffen. Die periventrikuläre Leukomalazie, eine Schädigung der weißen Substanz durch erheblichen Sauerstoffmangel tritt bei 4 bis 26% der Frühgeborenen auf. Die peri- oder intraventrikuläre Hämorrhagie, eine Hirnblutung in oder um den Ventrikelraum, ist bei etwa 20 bis 45 % der Frühgeborenen zu beobachten. Diese Hirnschädigungen können unterschiedliche Schweregrade aufweisen (Grad I bis IV), wobei größere Schädigungen mit einem erhöhten Risiko für motorische Probleme (uni- oder bilateral spastische Zerebralparese: erhöhter Tonus, pathologische Reflexe, atypische Haltungs- und Bewegungsmuster), sowie für kognitive Einschränkungen, Wahrnehmungsprobleme (Visus und Gehör) und Verhaltensprobleme einhergehen.

Neben dem erhöhten Risiko für Hirnschädigungen zeigen frühgeborene Kinder eine von der Norm leicht abweichende Gehirnentwicklung und eine verzögerte Gehirnreifung. So wird beispielsweise im frühen Schulalter in gewissen Hirnarealen eine Volumenreduktion um 7 bis 14 % im Vergleich zu Termingeborenen beobachtet. Diese ist besonders im prämotorischen und sensomotorischen Areal, sowie im mittleren Temporallappen erkennbar (Peterson, 2000). Auch ist das Volumen des Balkens bei vor der 32. Schwangerschaftswoche Geborenen bis zu 7,5 % reduziert (Nosarti et al., 2010). Es gibt aber auch Hirnareale, die ein vergrößertes Volumen aufweisen können, z. B. parietale und frontale Hirnregionen (Kesler et al., 2004).

Ursachen und Risiken einer allzu frühen Geburt

4.1.2 Neuropsychologische Folgen

Die *allgemeine Leistungsfähigkeit* (IQ) frühgeborener Kinder und Jugendlichen liegt etwa 0,7 bis 0,8 Standardabweichungen (oder 10 bis 11 IQ-Punkte) unterhalb des Mittelwertes. Der IQ steht in Zusammenhang mit der Anzahl vollendeter Schwangerschaftswochen, nicht aber in Zusammenhang mit dem Alter bei der neuropsychologischen Untersuchung (Bhutta et al., 2002). Angeblich soll sich die verbesserte medizinische Versorgung frühgeborener Kinder und ihrer Mütter in den vergangenen 30 Jahren positiv auf die kognitive Entwicklung ausgewirkt haben. In einer großen Meta-Analyse wurde jedoch keine Veränderung des IQ über die letzten 30 Jahre beobachtet, die kognitiven Leistungen liegen also zwischen 0,7 bis 0,8 Standardabweichungen unterhalb der Norm (Kerr-Wilson et al., 2012).

Rechnen, Rechtschreibung und Lesen zu erlernen, fällt vielen Frühgeborenen schwer, und ihre Leistungen in diesen Bereichen liegen etwa 0,5 bis 0,6 Standardabweichungen unterhalb des Mittelwerts der Norm (Hutchinson et al., 2013). Auch hier gilt: Je niedriger die Anzahl abgeschlossener Schwangerschaftswochen, desto höher das Risiko für Schulleistungsprobleme (Mackay et al., 2010). Kinder mit einem Geburtsgewicht unter 750 g haben ein siebenfach erhöhtes Risiko für Leseschwierigkeiten, ein sechsfach erhöhtes Risiko für mathematische Probleme und ein 13-fach erhöhtes Risiko, kombinierte Lese-/Rechenprobleme zu entwickeln. In Folge haben bis zu 65 % der Frühgeborenen Lernschwierigkeiten, die schulische Unterstützungsmaßnahmen oder das Wiederholen eines Schuljahres erfordern (im Vergleich zu 13 % der Termingeborenen) (Anderson, 2014).

Die verschiedenen Komponenten der *Aufmerksamkeit,* wie die selektive Aufmerksamkeit, die Daueraufmerksamkeit und das Shifting der Aufmerksamkeit sind bei Frühgeborenen oftmals problematisch. Frühgeborene zeigen – wiederum in Abhängigkeit der Anzahl abgeschlossener Schwangerschaftswochen – eine mittlere Aufmerksamkeitsleistung, die 0,4 bis 0,7 Standardabweichungen unterhalb des Mittelwertes liegt. In einer repräsentativen Stichprobe extrem Frühgeborener wird ein 2,4-fach erhöhtes Risiko für selektive und Daueraufmerksamkeitsprobleme und ein dreifach erhöhtes Risiko für Probleme in der geteilten Aufmerksamkeit beschrieben (Anderson, 2014).

Auch *Exekutivfunktionen* sind bei Frühgeborenen oftmals reduziert. Bereits im ersten Lebensjahr zeigen frühgeborene Kinder eine bis zu 30 % längere Betrachtungszeit von Objekten als termingeborene Kleinkinder (Rose et al., 2002). In der mittleren Kindheit und im frühen Erwachsenenalter zeigen sehr Frühgeborene eine gleichwertige Reaktionszeit, jedoch ist die Zeit, die für komplexe Entscheidungen benötigt wird, bei Frühgeborenen verlangsamt (Anderson, 2014). In zwei Meta-Analysen wird beschrieben, dass die Inhibition, das Shifting, die Verarbeitungsgeschwindigkeit und die Wortflüssigkeit 0,3 bis 0,5 Standardabweichungen unterhalb des Mittelwertes liegen (Mulder et al., 2009). Zusammenfassend scheinen Frühgeborene besonders bei Aufgaben mit höherer Komplexität Probleme zu haben, wobei die Basisfunktionen wie z. B. Verarbeitungsgeschwindigkeit unbeeinträchtigt sein können. Bei der Interpretation der Exekutivfunktionen ist stets Vorsicht geboten, werden diese doch meist mit Maßen erfasst, denen andere kognitive Basisfunktionen zugrunde liegen. Somit kann nur selten von puren exekutiven Funktionsproblemen die Rede sein.

Gedächtnisprobleme bei sehr und extrem frühgeborenen Kindern können in allen Gedächtnissystemen und -prozessen auftreten, wobei ein 2,1-fach bis 3,5-fach erhöhtes Risiko für Gedächtnisbeeinträchtigungen vorliegt (Omizzolo et al., 2014). Studien beschreiben einen schlechteren Abruf von gelernten Informationen bereits bei 12- bis 34-monatigen frühgeborenen Kindern, wobei es unklar bleibt, ob diese Gedächtnisprobleme im Rahmen der allgemeinen Entwicklungsverzögerung oder als spezifische Gedächtnisprobleme zu interpretieren sind. Spezifische Probleme des Langzeitgedächtnisses scheinen weder im semantischen noch im episodischen System aufzutreten, jedenfalls nicht disproportional zum durchschnittlichen Leistungsniveau frühgeborener Kinder.

Oftmals stehen bei Frühgeborenen *Arbeitsgedächtnisprobleme* verbaler und visueller Art im Zentrum, welche eng mit Lern- und Schulleistungen assoziiert sind. Welche Komponente des Arbeitsgedächtnisses den frühgeborenen

Kindern Probleme bereitet (zentrale Exekutive, visuo-räumlicher Notizblock, episodischer Puffer oder phonologische Schleife) ist bis heute unklar. Es gibt Hinweise darauf, dass Arbeitsgedächtnisprobleme mit Abweichungen in der Entwicklung der grauen und weißen Substanz zusammenhängen könnten und mit zunehmendem Alter geringer werden (Woodward et al., 2005).

Kognitive Leistungen von Frühgeborenen liegen im Durschnitt etwa 0.7 bis 0.8 Standardabweichungen unterhalb des Mittelwertes

Frühgeborene zeigen im Vergleich zu Termingeborenen eine verzögerte *Sprachentwicklung* in der frühen Kindheit. Bei zweijährigen sehr Frühgeborenen (< 33 Schwangerschaftswochen) wurde ein kleinerer Wortschatz sowie Probleme in Syntax und Morphologie beobachtet (Foster-Cohen et al., 2007). Mit dreieinhalb Jahren werden Verzögerungen des expressiven Sprachgebrauchs beschrieben, wobei auch frühgeborene Kinder ohne nachweisbare Hirnverletzungen kürzere sprachliche Äußerungen und mehr morphologische Fehler machen (Auslassungen, Substitutionen, Morphemfehler) (Sansavini et al., 2007). Auch im frühen und späteren Schulalter können Verzögerungen der expressiven und phonologischen Sprache beobachtet werden, wobei diese Verzögerungen oftmals verschwinden, wenn für die allgemeine kognitive Leistungsfähigkeit kontrolliert wird (Rushe et al., 2001). Die verlangsamte Entwicklung der Sprache kann also mit der allgemeinen kognitiven Leistungsfähigkeit in Zusammenhang stehen und sollte weniger als spezifisches Entwicklungsproblem von Frühgeborenen wahrgenommen werden.

Vermehrte Probleme wie Angststörung, Depression und ADHS nach Frühgeburt

Frühgeborene Schulkinder haben vermehrt Probleme im *sozio-emotionalen* Bereich. Sie zeigen mehr als doppelt so häufig Aufmerksamkeitsstörungen als Termingeborene (23 bis 27% vs. 6 bis 9% bei Termingeborenen), wobei die Aufmerksamkeits-Defizit-Störung ohne Hyperaktivität häufiger auftritt als die mit hyperaktiver Komponente. Milde internalisierende Probleme wie leichte somatische Probleme und leichte depressive Symptome treten bei Frühgeborenen Kindern öfter auf. In der mittleren Kindheit scheinen Angststörungen (8% bei Frühgeborene versus 1% bei Termingeborenen) und depressive Episoden (34% der Frühgeborenen versus 22% der Termingeborenen) häufiger aufzutreten. Interessanterweise zeigen mehrere Studien, dass frühgeborene Jugendliche seltener risikoreiches Verhalten zeigen und weniger Drogen und Alkohol konsumieren als Termingeborene (Montagna & Nosarti, 2016). Inwiefern sich die sozio-emotionalen Probleme Frühgeborener in der Adoleszenz verändern, muss weiter untersucht werden.

4.1.3 Einflussfaktoren

Die Anzahl abgeschlossener Schwangerschaftswochen und das Geburtsgewicht stehen in direktem Zusammenhang zur kognitiven Leistung im Schulalter. Für Kinder <33 Schwangerschaftswochen gilt die Regel, dass pro Schwangerschaftswoche etwa 1,5 IQ-Punkte verloren gehen (Johnson, 2007), wobei auch bei Kindern mit höherer Reife bei Geburt ein linearer Zusammenhang zwischen Anzahl abgeschlossener Schwangerschaftswochen und IQ ermittelt werden konnte (Kerr-Wilson et al., 2012). Im Weiteren trägt das Ausmaß prä- oder perinataler Hirnschädigungen maßgeblich zum kognitiven Outcome bei. So führen intraventrikuläre Hämorrhagien Grad III und IV, periventrikuläre Leukomalazien Grad III und IV und sonstige diffuse Schädigungen der weißen Substanz zu einem erhöhten Risiko für kognitive Beeinträchtigungen. Vielen Frühgeborenen mit sehr geringem Geburtsgewicht und/oder geringer Anzahl abgeschlossener Schwangerschaftswochen werden zur Prävention oder Therapie der chronischen Lungenschädigung (bronchopulmonale Dysplasie) nach Geburt systemische Glukokortikoide verabreicht. Die Gabe von Steroiden vor der Geburt, die sogenannte Lungenreifungsinduktion über die Mutter führt nachweislich zu einer besseren Lungenreifung und damit erhöhten Überlebenschancen. Im Vergleich dazu ist jedoch die Gabe von Glukokortikoiden nach Geburt mit vermehrten motorischen Problemen, reduzierter allgemeiner kognitiver Leistungsfähigkeit und einer reduzierten kortikalen grauen Substanz bei sehr kleinen Frühgeborenen assoziiert.

Soziale und Umweltfaktoren spielen eine entscheidende Rolle für die Entwicklung frühgeborener Kinder. Wie auch in anderen Patientengruppen ist die Stimulation in der frühen Kindheit und der sozio-ökonomische Status der Eltern mit kognitiver Leistungsfähigkeit assoziiert. Auch das Geschlecht hat einen Einfluss auf die Entwicklung, wobei Mädchen in fast allen Studien eine bessere Entwicklung vorweisen als Jungen.

Es wird spekuliert, dass Probleme der Frühgeborenen in höheren kognitiven Funktionen, wie dem Arbeitsgedächtnis oder Exekutivfunktionen mit zunehmendem Alter mehr wahrgenommen werden, da die Anforderungen in der Schule und im Alltag höhere Leistungen erfordern (Taylor et al., 2000). Auf der anderen Seite gibt es aber auch Hinweise darauf, dass die Probleme in höheren kognitiven Funktionen mit zunehmendem Alter abnehmen oder ganz verschwinden könnten (Ritter et al., 2013), dies vor allem bei Kinder und Jugendlichen mit keinen oder nur leichten Hirnschädigungen und Kinder aus hohem sozio-ökonomischen Milieu (Luu et al., 2011).

Die Anzahl abgeschlossener Schwangerschaftswochen, das Geburtsgewicht aber auch soziale und Umweltfaktoren prägen die Entwicklung frühgeborener Kinder

4.2 Schlaganfall

4.2.1 Definition, Häufigkeit und Ätiologie

Ein „prä-/perinataler Schlaganfall" ist ein zerebrovaskuläres Ereignis, das im dritten Schwangerschaftsdrittel, kurz vor, während oder unmittelbar nach der Geburt auftritt. Als „Schlaganfall im Kindes- und Jugendalter" bezeichnet man Ereignisse, die zwischen dem 28. Lebenstag und 18. Lebensjahr auftreten. Schlaganfälle gehen häufig mit akuten fokalen (oder generalisierten) Symptomen, wie Hemiparese oder Hemianopsie, die reversibel sein können, und einer in der Bildgebung nachgewiesenen Läsion einher. Unterschieden werden einerseits verschiedene Minderdurchblutungen des Gehirns, z. B. der ischämische Schlaganfall bei arteriellem Gefäßverschluß oder der venöse Stauungsinfarkt bei Sinusvenenthrombose, und anderseits Hirnblutungen (Hämorrhagien).

Der *prä-/perinatale Schlaganfall* tritt mit einer Inzidenz von etwa 1/1.600 bis 1/7.000 auf. Oft sind große kortikale und subkortikale Läsionen die Folge. Der *Schlaganfall im Kindes- und Jugendalter* ist mit einer Inzidenz von 3–5/100.000 deutlich seltener, dennoch gehört er zu den zehn häufigsten Todesursachen im Kindes- und Jugendalter. Kinder und Jugendliche zeigen im Vergleich zu Erwachsenen ein anderes Risikoprofil, wobei in mehr als 50 % der Fälle mehrere Risikofaktoren gemeinsam den Schlaganfall auslösen (Steinlin et al., 2005). Beim *prä-/perinatalen Schlaganfall* sind thrombotische oder embolische Ereignisse der intrakraniellen Blutgefäße, des Herzens oder der Plazenta sowie Infektionen die häufigsten Ursachen. Ein *Schlaganfall im Kindes- und Jugendalter* wird in ca. 50 % durch eine Arteriopathie ausgelöst, davon in 30 bis 40 % durch infektiöse Erkrankungen (z. B. Gefäßentzündungen durch Bakterien und Viren wie Varizellen, Enteroviren oder Borrelien bedingt), bei 30 % tritt der Schlaganfall durch kardiale, hämatologische (z. B. Sichelzellanämie) oder systemische Grundleiden auf. Der *hämorrhagische Schlaganfall* im Kindes- und Jugendalter ist in der Mehrzahl durch Gefäßfehlbildungen bedingt. Bei ca. 10 bis 20 % der Kinder mit einem ischämischen Schlaganfall kommt es innerhalb von 5 Jahren zu einem weiteren Schlaganfall. Bei hämorrhagischen Schlaganfällen ist das Risiko einer erneuten Blutung ohne medizinische Behandlung beträchtlich (Fullerton et al., 2005).

Der prä- und perinatale Schlaganfall und der Schlaganfall im Kindesalter haben unterschiedliche Inzidenzraten und Ursachen

In 15 bis 20 % der Fälle treten beim kindlichen Schlaganfall in der Akutphase epileptische Krampfanfälle auf. Bei Hirnblutungen ist die Symptomatik meist schwerer und zeigt sich in Form von ausgeprägten Bewusstseinsstörungen und/oder Krampfanfällen. Kinder mit *neonatalem Insult* (in den ersten 28 Lebenstagen) zeigen in den ersten Lebenstagen fokale Krampfanfälle, die rasch wieder abklingen. Obwohl die Mehrzahl der Neugeborenen bei Entlassung asymptomatisch ist, kann sich im Verlauf der weiteren Lebenshalbjahre eine Hemiparese („evolving hemiparesis"), oder eine Entwicklungsproblematik entwickeln („growing into deficit").

4.2.2 Neuropsychologische Folgen

Es gibt nur wenige und leider widersprüchliche longitudinale Studien über die Entwicklung nach *prä-/peri- oder neonatalem Schlaganfall*. Einige Studien propagieren nach frühkindlicher Hirnläsion und der Abwesenheit von Anfällen eine relativ stabile Entwicklung, andere beschreiben Langzeitfolgen für die kognitive Entwicklung, was vor allem im Schulalter zu Problemen führt (unabhängig von Anfällen) (Ballantyne et al., 2008). Aber auch nach einem *kindlichen Schlaganfall* können langfristige kognitive Probleme auftreten (Greenham et al., 2016; Studer et al., 2014). Die Plastizität des kindlichen Gehirns scheint also an gewisse Grenzen zu stossen (siehe auch Kapitel 1). Tatsächlich erholen sich Kinder – entgegen des weitläufigen Glaubens – nach einem Schlaganfall nicht deutlich besser als Erwachsene hinsichtlich der allgemeinen kognitiven Leistungen (Goeggel Simonetti et al., 2015). Einige Studien mit Kindern nach *prä-, peri- oder neonatalem Schlaganfall* berichten über IQ-Leistungen, die unterhalb einer Standardabweichung liegen, andere beschreiben keine IQ-Einbußen nach frühkindlichem Schlaganfall. Ein durchschnittlicher IQ wird vermehrt bei Studien mit frühem Erfassungszeitpunkt beschrieben (< 7 Jahren; Westmacott et al., 2009), was wiederum für eine Zunahme der kognitiven Probleme mit dem Alter sprechen kann („growing into deficit"). Auch das Auftreten epileptischer Anfälle beeinflusst die intellektuelle Leistungsfähigkeit: nach prä-, peri- oder postnatalem Schlaganfall zeigen Kinder mit Anfällen einen durchschnittlichen IQ von 77, Kinder ohne Anfälle IQ 104 (Ballantyne et al., 2008), wobei die antiepileptische Medikation und ihre Nebenwirkungen einen weiteren Einfluss auf die Kognition haben kann. Nach einem *Schlaganfall im Kindes- und Jugendalter* liegt der IQ im unteren Normbereich (Greenham et al., 2016; O'Keeffe et al., 2014; Studer-Luethi et al., 2016). Etwa zwei Drittel zeigen mindestens einen kognitiven Bereich, in dem ihre Leistungen im unteren Normbereich oder sogar unterdurchschnittlich ausfallen.

Während bei Kindern mit einem *prä-, peri- oder neonatalem Schlaganfall* die schulischen Fertigkeiten häufig als erstaunliche Stärke hervortreten (O'Keeffe et al., 2014), ist nach *Schlaganfall im Kindes- und Jugendalter* öfter mit schulischen Problemen zu rechnen. Drei Jahre nach Schlaganfall benötigen insgesamt ca. 40 % der Kinder irgendeine Form sonderpädagogischer Förderung (Yvon et al., 2018).

Kinder nach *prä-, peri- oder neonatalem Schlaganfall* zeigen ein erhöhtes Risiko, Aufmerksamkeits- und Exekutivprobleme zu entwickeln, mehrheitlich im Bereich der Aufmerksamkeitsfokussierung, der Impulskontrolle und der Fähigkeit zur parallelen Reizverarbeitung (Eikelmann et al., 2008). Das Risiko für Aufmerksamkeitsprobleme ist nach einem *Schlaganfall im Kindes- und Jugendalter* etwas geringer (Eikelmann et al., 2008). Nach arteriellem ischämischen Schlaganfall ist bei zwei Drittel aller Kinder die geteilte Aufmerksamkeit beeinträchtigt, die Inhibition ist bei der Hälfte der Kinder problematisch und ein Viertel der Kinder hat Probleme in den Bereichen Switching, Arbeitsgedächtnis und kognitiver Flexibilität (O'Keeffe et al., 2014).

Inwiefern der Ort des Schlaganfalls einen Einfluss auf die Aufmerksamkeit und Exekutivfunktionen hat, wird kontrovers diskutiert. Ein rechtshemisphärischer Schlaganfall, kann bei Kindern zu einem erhöhten Risiko für Ablenkbarkeit, höheren Fehlerquoten und schwächerer geteilter Aufmerksamkeit führen, vor allem dann, wenn die Basalganglien oder der präfrontale Kortex betroffen sind (Greenham et al., 2016). Aber auch unabhängig der Lokalisation der Läsion können die Aufmerksamkeitskontrolle, die kognitive Flexibilität und die Informationsverarbeitung nach Schlaganfall im Kindesalter problematisch sein. Die Größe der Hirnläsion, das Vorbestehen einer Aufmerksamkeitsschwäche und der IQ scheinen die Aufmerksamkeitsleistung jedoch stärker zu beeinflussen als die Lokalisation der Läsion (O'Keeffe et al., 2014).

Kognitive Folgeprobleme oftmals unabhängig der Lokalisation des Schlaganfalls

Nach *prä-, peri- oder neonatalem Schlaganfall* kann das verbale Gedächtnis leiden (Talib et al., 2008). Nach *Schlaganfall im Kindesalter* komm es oftmals zu einer Schwäche des Arbeitsgedächtnisses oder des episodischen Gedächtnisses. Im Falle eines Schlaganfalls zwischen dem 2. bis 12. Lebensmonat kommt es öfter zu schlechter Gedächtnisleistung als bei späterem Schlaganfall (Lansing et al., 2004). Gedächtnisprobleme treten oft zusammen mit einem niedrigen IQ auf und sind somit oft nicht als spezifische Funktionsbeeinträchtigung, sondern im Rahmen der reduzierten intellektuellen Leistungsfähigkeit zu sehen.

Nach *prä-/perinatalem Schlaganfall* beginnt der Spracherwerb oftmals leicht verzögert, die Sprachentwicklung, auch die komplexe grammatikalische Entwicklung kann dann aber in typischen Pfaden verlaufen und liegt unabhängig von der Seite der Läsion im frühen Schulalter im unteren Normbereich (Stiles et al., 2009). Nach linksseitigem prä-/perinatalem Schlaganfall kann die Sprachfunktion in der rechten Hemisphäre reorganisiert werden (Staudt et al., 2002) und die betroffenen Kinder sind im Verlauf lediglich in sehr komplexen linguistischen Fähigkeiten beeinträchtigt (Bates & Roe, 2001). Diese Schwierigkeiten können jedoch bei älteren Kindern die schulischen Leistungen beeinträchtigen und sollten daher immer im Blick behalten werden. Nach *Schlaganfall im Kindes- und Jugendsalter* kann eine Dysphasie oder in seltenerem Fall eine Aphasie auftreten, entwickelt sich aber oftmals zurück. Drei Monate nach Schlaganfall treten gehäuft Probleme in der Wortfindung (53 %), im syntaktischen Verständnis (38 %) und dem syntaktischen Ausdruck (47 %) auf (Chevignard et al., 2016). Bei etwa 30 % der Kinder zeigen sich ein Jahr nach ischämischem Schlaganfall Sprachprobleme, vorwiegend beim Benennen und in der Wortflüssigkeit. Eine linkshemisphärische, posterior gelegene Läsion im frühen Kindesalter erhöht das Risiko für Sprachprobleme, wobei weitere Risikofaktoren wie das Alter und das Vorhandensein einer Epilepsie stets mitberücksichtigt werden müssen.

Bei Kindern nach *prä-/peri- oder neonatalem* Schlaganfall können die kognitiven und Verhaltensprobleme mit dem Alter offensichtlicher werden, wiederum im Sinne eines „growing into deficit“ (Bosenbark et al., 2017). Das Auftreten von ADHS Symptomen ist nach *Schlaganfall im Kindes- und Jugendalter* gehäuft zu beobachten (bis zu 50 % der Kinder; Bosenbark et al., 2017; Everts et al., 2008). Ebenso können externalisierende Probleme (44 %; Impulsivität, Aggression) sowie internalisierende Probleme (25 %; Angst und Schwierigkeiten im Sozialverhalten) auftreten. Dementsprechend werden psychiatrische Störungen nach Schlaganfall im Kindesalter wesentlich häufiger festgestellt (59 % der Patienten, 14 % der Kontrollgruppe). Die wahrgenommene Lebensqualität wird durch das Ausmaß an neurologischen und kognitiven Problemen, durch ein junges Alter zum Zeitpunkt des Schlaganfalls, ein weibliches Geschlecht und ein niedriges Selbstwertgefühl negativ beeinflusst (Greenham et al., 2016).

4.2.3 Einflussfaktoren

Einer der stärksten Prädiktoren für gute langfristige kognitive Leistungen ist der initiale Wert auf der pädiatrischen National Institute of Health, NIH Stroke Skala (Scoringsystem zur neurologischen Beurteilung des akuten Schlaganfalls). Im Weiteren tragen folgende in enger Interaktion stehende Faktoren zur Erholung nach einem Schlaganfall im Kindesalter bei:

a) *Läsionsbezogene Faktoren* (z.B. Größe und Lokalisation des Schlaganfalls, Entwicklung einer Epilepsie). Der hämorrhagische Insult geht beispielsweise mit besserem motorischem und kognitivem Outcome einher als der ischämische Insult (Yvon et al., 2018). Nach prä-, peri- und neonatalem Schlaganfall haben bilaterale Läsionen, die Entwicklung einer Epilepsie oder die Größe der Hirnläsion negative Konsequenzen auf die Kognition. Die hemisphärische Lokalisation des Schlaganfalls hat keinen abschließenden Einfluss auf die Kognition, auch wenn nach linksseitiger Läsion die Varianz der Sprachleistungen größer ist als nach rechtsseitigem Schlaganfall.
b) *Konstitutionelle Faktoren* (z.B. Alter, Entwicklungsstand, Geschlecht, prämorbider kognitiver Zustand). Ein junges Alter zum Zeitpunkt der Läsion kann einen negativen Einfluss auf die Kognition und Motorik haben. Dieser Befund wird von Studien widerlegt, die aufzeigen, dass eine Läsion in der mittleren Kindheit einen besonders nachteiligen Effekt auf die Entwicklung haben könnte (Allman & Scott, 2013).
c) *Umweltfaktoren* (z.B. sozioökonomischer Status der Eltern, Therapie-, Rehabilitations- und Schulangebot). Der sozioökonomische Status (unabhängig vom IQ), die Art und Intensität der Rehabilitation und schulische Maßnahmen haben einen Einfluss auf die kognitive Entwicklung nach Schlaganfall im Kindesalter.

4.3 Schädel-Hirn-Trauma

4.3.1 Definition, Häufigkeit und Ätiologie

Das Schädel-Hirn-Trauma (SHT) ist eine Verletzung des Kopfes in Folge einer äußeren Gewalteinwirkung, die zu einer Funktionsstörung oder Verletzung des Gehirns geführt hat.

Bei Kindern und Jugendlichen stehen Schädel-Hirn-Traumen meist im Zusammenhang mit Stürzen oder Verkehrsunfällen

Umfassende epidemiologische Daten zum SHT bei Kindern und Jugendlichen liegen für den deutschsprachigen Raum bislang nicht vor. Aufgrund von unterschiedlichen Definitionen und untersuchten Populationen werden weltweit Inzidenzraten zwischen 47 bis 280 Kindern pro 100.000 pro Jahr berichtet, die niedrigsten Raten aus Nordeuropa und die höchsten aus Australien. Jungen sind knapp zweimal häufiger betroffen als Mädchen. Die meisten Fälle werden in der frühen Kindheit (0 bis 2 Jahre) und der Adoleszenz (15 bis 18 Jahre) identifiziert. In über 80 % der Fälle handelte es sich um leichte, bei 3 % bis 7 % um schwere SHT. Zwischen 1 % und 7 % der Patienten versterben an den Unfallfolgen. SHT bei Kindern stehen weltweit, auch in Europa und Deutschland, am häufigsten in Zusammenhang mit Verkehrsunfällen und Stürzen, gefolgt von Sportverletzungen. Im Säuglings- und Kleinkindalter können auch Misshandlungen *(Schütteltrauma)* für ein SHT verantwortlich sein (Dewan et al., 2016).

Der Schweregrad des SHT wird in „leicht", „mittelgradig" oder „schwer" eingeteilt. Hierfür wird wie bei Erwachsenen meist auf den Gesamtpunktwert der *Glasgow Coma Scale (GCS)* zurückgegriffen, der die Bewusstseinsveränderung quantifiziert („leicht"/SHT 1/GCS ≥ 13; „mittelgradig"/SHT 2/GCS > 8 und < 13; „schwer"/SHT 3/GCS ≤ 8) (Teasdale & Jennett, 1974). Hinzu kommen als weitere Faktoren die Dauer der Bewusstlosigkeit, die Dauer der posttraumatischen Amnesie und Hinweise auf eine Hirnverletzung in der Bildgebung (Gesellschaft für Neonatologie und Pädiatrische Intensivmedizin, 2011). Je nachdem, ob es zu einer Verletzung von Schädelknochen und Dura gekommen ist, unterscheidet man zwischen einem „gedeckten" und einem „offenen SHT". Bei Schädigungen des ZNS wird zwischen primären (Schädigungen der Blutgefäße und Nervenfasern) und sekundären Verletzungen unterschieden (Ödem, Hypoxie, Schädigung durch erhöhten intrakraniellen Druck).

Man unterscheidet ein direktes Impakttrauma (Schlag gegen den Kopf) von indirekten Verletzungen durch abrupte Beschleunigung und Abbremsen des Schädels. Bei letzterem wird das Gehirngewebe in sich verschoben und verdreht, was *axonale Scherverletzungen*, aber auch die Verletzung kleinerer *(Mikroblutungen)* und größerer Gefäße *(Hämorrhagie)* begünstigt. Bei starker Beschleunigung prallt das Gehirn zunächst am Schädelknochen ab und stößt auf der Gegenseite wiederum an. Dies verursacht die *Coup- und Contre-coup*

Verletzungen, die mit Gewebeläsionen (und damit Verlust an Nervenzellen durch Nekrose oder Apoptose) an entgegengesetzten Polen des Gehirns einhergehen. Im Kontext eines Schütteltraumas treten am häufigsten schwere subdurale Blutungen und hypoxische Veränderungen auf, seltener kommt es zu diffusen axonalen Verletzungen. Die Mortalität in den ersten Tagen nach einem Schütteltrauma wird mit 15 bis 23 % geschätzt, mehr als 60 % der Kinder entwickeln langfristig Behinderungen verschiedener Art. Inzwischen ist für Erwachsene gut beschrieben, dass ein SHT auch neurodegenerative Prozesse verursachen kann, die mit persistierenden oder gar zunehmenden kognitiven Defiziten einhergehen (Wang & Li, 2016). Zum Langzeitverlauf bei Kindern nach SHT wurde zwar bisher noch wenig geforscht, auch bei ihnen kann jedoch sowohl global als auch in spezifischen Regionen eine Verringerung des Hirn-Volumens über die Zeit beobachtet werden. Regionale Effekte zeigten sich vor allem in Hippocampus und Amygdala, im Thalamus, in den periventrikulären Faserverbindungen und im Balken, sowie im Kleinhirn und Hirnstamm (Keightley et al., 2014). In welchem Zusammenhang diese neurodegenerativen Prozesse zur kognitiven Entwicklung der betroffenen Kinder stehen, ist noch nicht gut untersucht.

4.3.2 Neuropsychologische Folgen

Die kurzfristigen kognitiven Beeinträchtigungen nach einem kindlichen SHT umfassen die allgemeine intellektuelle Leistungsfähigkeit, die Aufmerksamkeit, die Lern- und Merkfähigkeit, die Exekutivfunktionen, die Sprache und die visuo-motorischen Fähigkeiten. Hinzu kommen emotionale, soziale und Verhaltensprobleme, die inzwischen vor allem aufgrund ihrer negativen Auswirkungen für die langfristige Entwicklung zu den relevantesten Folgen des kindlichen SHT gezählt werden (Beauchamp & Anderson, 2013).

Schweregrad und Schädigungszeitpunkt bestimmen die kognitiven Spätfolgen. Das leichte SHT hat auf die meisten kognitiven Bereiche keine langfristigen negativen Auswirkungen, wogegen ein mittelgradiges oder schweres SHT gravierende Spätfolgen mit sich bringen kann. Die ungünstigste Prognose haben schwere SHT in den ersten beiden Lebensjahren, darunter fallen auch Kinder nach Schütteltrauma (Beauchamp & Anderson, 2013).

Die *allgemeinen intellektuellen Leistungen (IQ)* scheinen sich generell relativ gut zu erholen. Selbst Kinder mit schwerem SHT in der Vorgeschichte erzielen IQ-Werte im Normbereich, wobei kurz nach SHT eine rasche Erholung zu beobachten ist, welche ein bis zwei Jahre später in eine Plateauphase übergeht. Patienten mit schwerem SHT in der frühen Kindheit zeigen langfristig niedrigere Leistungen als Altersgenossen und erzielen als Gesamtgruppe IQ-Werte an der unteren Normgrenze (Beauchamp & Anderson, 2013).

Aufmerksamkeitsdefizite werden nach kindlichem SHT sowohl in der Akutphase als auch im weiteren Verlauf häufig dokumentiert (Beauchamp & Anderson, 2013). Bei fast einem Drittel der Kinder mit schwerem SHT treten nach der Hirnverletzung die Symptome einer Aufmerksamkeitsdefizit-/Hyperaktivitätsstörung (ADHS) neu auf, ohne dass vorher eine ADHS bestand. Bei einem Teil der Kinder löst sich die Symptomatik zwar wieder auf, beim Rest der Betroffenen beeinträchtigt diese „sekundäre ADHS" dagegen die weitere Entwicklung und Reintegration (Max et al., 2004).

Einfache *Gedächtnisprozesse* (z.B. implizites Lernen und die unmittelbare Merkspanne) scheinen selbst in der Akutphase nach SHT nicht wesentlich beeinträchtigt. Bei schweren SHT sind jedoch alle Prozesse, vom Enkodieren über das Abspeichern bis hin zum Abruf betroffen, sowohl in der visuellen als auch in der verbalen Modalität. Allerdings erholen sich die Gedächtnisleistungen in der Regel über die Zeit wieder (Beauchamp & Anderson, 2013).

In der Akutphase nach SHT werden Defizite in allen *Exekutivfunktionen* beobachtet, die sich im Verlauf zurückbilden. Kinder mit schwerem SHT können jedoch bleibende Beeinträchtigungen in Planungsverhalten, Problemlösen und abstraktem Denken aufweisen. Gerade diese Defizite in den komplexen Leistungen sind eine häufige Ursache für Alltagsschwierigkeiten und Schulprobleme (Beauchamp & Anderson, 2013).

Aphasien, also neurologisch bedingte Sprachstörungen, werden nach kindlichem SHT eher selten beobachtet. Die basalen Sprachfähigkeiten erholen sich auch nach schwerem SHT sehr rasch wieder. Dagegen bestehen häufig Schwierigkeiten im Bereich der Sprache im Sinne einer generell eingeschränkten expressiven und rezeptiven Fähigkeiten sowie hinsichtlich Problemen in metakognitiven Sprachfunktionen oder der Pragmatik (Beauchamp & Anderson, 2013). Diese bekommen eine besondere Bedeutung, wenn Kinder im weiteren Entwicklungsverlauf mit gesteigerten schulischen Anforderungen konfrontiert werden.

Im Bereich schulischer Fertigkeiten werden überwiegend Probleme in den Rechenfertigkeiten berichtet. Die Gruppe der früh verletzten Kinder zeigt jedoch auch beim Lesen- und Schreibenlernen Schwierigkeiten (Beauchamp & Anderson, 2013).

Die häufigsten neuropsychologischen Folgen von Schädel-Hirn-Trauma bei Kindern sind Gedächtnisstörungen, sowie Probleme in Exekutiv-Funktionen, Aufmerksamkeit und Verhalten

Schwierigkeiten in der *sozio-emotionalen Anpassung* bis hin zu *psychopathologischen Auffälligkeiten* werden in der Akutphase mit dem meist strukturierten und erwachsenenzentrierten Umfeld selten deutlich. Im Langzeitverlauf stellen emotionale, soziale und Verhaltensprobleme (häufig sogar Delinquenz) dagegen mit die störendsten Beeinträchtigungen dar und können unabhängig von kognitiven Problemen auftreten. Dabei ist bis heute ungeklärt, wie unmittelbare Läsionsfolgen mit sekundären Störungen aufgrund von kognitiven, sprachlichen oder motorischen Defiziten interagieren. Grundlegende

Defizite scheinen nach kindlichem SHT in der sozialen Kognition (Theory of Mind, Emotionswahrnehmung etc.) zu bestehen (Beauchamp & Anderson, 2013).

4.3.3 Einflussfaktoren

Für alle beschriebenen Funktionsbereiche gilt, dass das *Alter* bei Verletzung und die *Schwere* des SHT die Erholung bestimmen. Kinder und Jugendliche erholen sich weniger gut von einem schweren SHT als von einem leichten oder mittelgradigen SHT, und ein großer Teil zeigt bleibende Schwierigkeiten entweder in Teilfunktionen oder in der allgemeinen Entwicklung. Der Entwicklungsstand, in dem sich ein bestimmter Funktionsbereich zum Zeitpunkt der Verletzung befindet, ist abhängig vom Alter und beeinflusst das Kompensations- und Erholungspotenzial. Prozesse, die sich gerade entwickeln, werden stärker gestört als solche, die bereits etabliert sind. Gerade jüngere Kinder sind daher doppelt betroffen, zum einen durch den akuten Schädigungseffekt und zum anderen durch die Beeinträchtigung der weiteren Entwicklung. Daher beobachtet man bei jungen Kindern nach schwerem SHT eine unspezifisch, global beeinträchtigte Entwicklung, während die Langzeitfolgen bei älteren Kindern eher spezifisch komplexere Funktionen betreffen. Dieser Effekt lässt sich besonders gut bei den Exekutivfunktionen beobachten, die einen besonders langen und dynamischen Entwicklungsverlauf zeigen: Bei älteren Kindern erscheinen die basalen, früh ausreifenden Funktionen wie beispielsweise die Aufmerksamkeitssteuerung relativ robust, die komplexeren, spät reifenden Funktionen wie Problemlöse- und Planungsverhalten erholen sich jedoch nur schlecht. Bei jüngeren Kindern werden dagegen bereits die basalen Exekutivfunktionen, wie beispielsweise die Aufmerksamkeitssteuerung und Verhaltensinhibition nachhaltig gestört, was eine allgemeine kognitive Entwicklungsverzögerung begünstigt (Beauchamp & Anderson, 2013).

Zusätzlich zu den unmittelbaren, verletzungsbedingten Faktoren, wird die Entwicklung nach SHT durch individuelle und Umweltfaktoren beeinflusst. Kinder, bei denen bereits vor dem SHT Entwicklungs- und Verhaltensprobleme bestanden, erholen sich insgesamt schlechter als vorher gesunde Kinder. Fehlt einem Kind mit SHT ein förderndes familiäres Umfeld, hat es ebenfalls schlechtere Chancen auf eine gute Erholung. Geschlechtereffekte sind dagegen nicht sicher nachgewiesen (Beauchamp & Anderson, 2013).

4.4 Zerebrale Entzündungen

4.4.1 Definition, Häufigkeit und Ätiologie

Frühe Symptome von zerebralen Entzündungen treten sind oft schwere Verhaltensstörungen und Wesensveränderungen

In Zusammenhang mit vorrangig durch Viren, aber auch durch Bakterien, Parasiten, Pilze oder autoimmunologische Prozesse ausgelöste nicht-eitrige Entzündungen des Zentralen Nervensystems kann es zu einer Entzündung des Gehirngewebes *(Enzephalitis)* oder der Gehirnhäute *(Meningitis)* kommen. Im Säuglings- und Kleinkindalter sind die klinischen Symptome oft unspezifisch und schwer einzuordnen. Im Vordergrund stehen Fieber, Erbrechen, Kopfschmerz, epileptische Anfälle, Antriebsminderung, Verhaltensänderung, Bewusstseinseintrübung sowie bei Säuglingen eine gewisse Berührungsempfindlichkeit. Spezifische Symptome (z.B. Nackensteifigkeit) lassen sich erst bei älteren Kindern sicher feststellen. Beide Erkrankungsbilder gelten als neurologische Notfälle und benötigen sofortige Behandlung.

Mit einer Gesamtinzidenz von 7–9/100.000 ist die Enzephalitis etwas häufiger als die Meningitis (2–6/100.000). Bei Säuglingen finden sich häufigere Erkrankungen und schwerere Verläufe. Eine Enzephalitis wird in der Regel durch virale Erreger ausgelöst, allerdings ist der Erregernachweis in beinahe der Hälfte der akuten Erkrankungen nicht sicher möglich. Je nach Erreger liegt die Sterblichkeit infolge einer Enzephalitis bei 3 % bis 7 %. Dabei verlaufen einige Formen so mild, dass sie undiagnostiziert bleiben und eine große Dunkelziffer anzunehmen ist. Andere Formen nehmen einen dramatischen Verlauf mit einer hohen Sterblichkeitsrate (50 % bis 100 %) und schweren Langzeitschädigungen im Falle des Überlebens. Die häufigsten auslösenden Viren für eine Enzephalitis stammen aus der Gruppe der *Enteroviren*. Hier werden oft milde Verläufe beobachtet, mit guter Prognose auch ohne spezifische virostatische Therapie. Aus der Gruppe der Herpesviren verursacht am häufigsten der *Herpes simplex-Virus vom Typ 1* (HSV 1) eine Entzündung des Gehirns. Sehr oft treten im Verlauf dieser Erkrankung epileptische Anfälle neu auf, die auch nach Abklingen der akuten Phase anhalten können. In der Neugeborenen-Periode kann es durch während der Geburt übertragene *Herpes-simplex-Typ-2-Viren* (HSV 2) zu einer deutlich schwerwiegenderen Form der Herpesenzephalitis kommen. Ungefähr bei jeder tausendsten akuten Maserninfektion kommt es im Verlauf zu einer Enzephalitis, oft mit schweren Verläufen. Zehn bis 20 % der Patienten versterben, bei knapp einem Drittel bestehen dauerhafte Schädigungen des Zentralen Nervensystems. In sehr seltenen Fällen (ca. 7/100.000 Erkrankten) kommt es im Rahmen der Maserninfektion zu einer *subakuten sklerotisierenden Panenzephalitis (SSPE),* die in Schüben mit kontinuierlichem Verlust von Funktionen verläuft und innerhalb von Monaten bis Jahren grundsätzlich tödlich verläuft. Eine spezifische Therapie ist nicht verfügbar, am wirksamsten kann durch konsequente Impfung vorgebeugt werden. Autoimmunologische Prozesse als Ursachen für eine Enzephalitis stellen ein immer bedeutsamer werdendes Forschungsfeld dar. Für die Anti-N-Methyl-D-Aspartat-Rezeptor-Enzephalitis *(Anti-NMDA-Rezeptor-Enzephalitis)* ist der autoimmunologische Prozess inzwischen gut beschrieben, für die *Rasmussen-Enzephalitis* wird eine solche Ursache stark angenommen. Die Behandlung erfolgt in der Regel symptomatisch. Eine zeitnah begonnene Immuntherapie scheint das Langzeitergebnis positiv zu beeinflussen (Armangue et al., 2012).

Bei der *Multiplen Sklerose (MS)* kommt es aus bisher noch ungeklärten Ursachen zu einem chronischen entzündlichen demyelinisierenden Prozess, der das gesamte zentrale Nervensystem betrifft. Die Symptome treten meist schubartig auf mit unterschiedlichen neurologischen Auffälligkeiten, wie z. B. verschwommenes Sehen, Koordinationsprobleme, Sensibilitätsausfälle, Stand- und Gangunsicherheiten. Begleitend treten häufig Schwindel, Kopfschmerz, Müdigkeit und Konzentrationsprobleme auf. Im Kindesalter sind die ersten Anzeichen einer MS oft vielgestaltig. Im Jugendalter sind Sehstörungen und Sensibilitätsausfälle die häufigsten ersten Symptome. Umwelt und genetische Faktoren spielen bei der Entstehung der MS eine zentrale Rolle. Die Inzidenz ist in Äquatornähe am niedrigsten. In südlichen und vor allem nördlich gelegenen Ländern ist die Inzidenz deutlich höher. Üblicherweise zeigen sich erste Symptome einer MS im mittleren Erwachsenenalter, jedoch liegt der Erkrankungsbeginn bei ungefähr 3 % bis 5 % der Patienten vor dem 16. Lebensjahr. Schätzungen zufolge erkranken ungefähr 100 bis 200 Kinder jährlich in Deutschland neu an MS, das mittlere Alter bei Diagnose liegt zwischen 12 und 14 Jahren, Mädchen sind häufiger betroffen als Jungen. Vor dem zehnten Lebensjahr ist die Inzidenz sehr selten (0,09/100.000) und steigt auf 2,64/100.000 im Jugendalter an. Die Behandlung der pädiatrischen MS orientiert sich an der Stufentherapie für Erwachsene. Im akuten Krankheitsschub wird eine *Kortisonhochdosistherapie* angewendet. Ziel der Behandlung ist es, die Zahl und die Schwere von Schüben zu verringern (Stark & Gärtner, 2009).

4.4.2 Neuropsychologische Folgen

Übergeordnet werden bei entzündlichen Erkrankungen des zentralen Nervensystems kurz- und langfristig vor allem Störungen kognitiver Prozesse höherer Ordnung, insbesondere der Aufmerksamkeits- und Exekutivfunktionen gefunden, die im Kindes- und Jugendalter für schulisches Lernen besonders wichtig sind. Dementsprechend sollten diese Bereiche in der Diagnostik, Therapie und Beratung besondere Beachtung finden.

Exekutivfunktionen und Verhaltensauffälligkeiten im Verlauf beobachten

In der akuten Phase der Meningitis und Enzephalitis gehören zudem Bewusstseineintrübung und Verhaltensänderung zu den klassischen Symptomen. Über die neurokognitiven Langzeitfolgen der akuten zerebralen Entzündungen im Kindesalter ist jedoch wenig bekannt. Bei ungefähr der Hälfte der Enzephalitis-Patienten werden dauerhafte Entwicklungsstörungen, Verhaltensauffälligkeiten und epileptische Anfälle berichtet. Insbesondere bei älteren Kindern und Jugendlichen sind die Verhaltensauffälligkeiten, häufig mit disinhibiertem Verhalten und Stimmungslabilität, derart vordergründig, dass eine psychiatrische oder psychotherapeutische Behandlung erforderlich wird (Khandaker et al., 2016).

Im Kontext der MS werden bei erwachsenen Patienten zunehmende globale kognitive Defizite diskutiert, die bei schweren Verläufen bis zu einer Demenz führen können. Für Kinder und Jugendliche liegen nur wenige Daten zu diesem Bereich vor. Abgesehen von Befunden zu Folgeproblemen im Bereich der Aufmerksamkeits- und Exekutivfunktionen sowie Gedächtnisleistungen gibt es jedoch Hinweise, dass auch bei pädiatrischer MS die allgemeinen kognitiven Leistungen über die Zeit nachlassen. Dabei scheint das Ausmaß der läsionellen Schädigung (Demyelinisierung, Atrophie) mit den kognitiven Leistungseinbußen zu korrelieren. Nicht nur Erwachsene sondern auch bis zu einem Drittel der pädiatrischen Patienten mit MS leiden insbesondere unter dem Symptom der *Fatigue,* einer in ihrer Entstehung sehr komplexen extremen körperlichen und geistigen Müdigkeit, welche die Lebensqualität deutlich einschränken kann (MacAllister & Harder, 2013).

4.4.3 Einflussfaktoren

Ob das Ausmaß neurokognitiver Langzeitschäden nach Enzephalitis von der Art der zugrundeliegenden Virusinfektion direkt abhängt, kann mangels Daten nicht klar entscheiden werden. Die wenigen verfügbaren Studien stammen vorwiegend aus hochentwickelten Ländern und untersuchen vor allem Verläufe nach HSV-Enzephalitis (Khandaker et al., 2016). Andere bekannte Prädiktoren für den Langzeit-Outcome sind die Dauer der akuten Erkrankung, die Zahl und Schwere neurologischer Komplikationen sowie das Alter bei Erkrankung.

Zur Entstehung kognitiver Probleme bei MS liegen ebenfalls nur begrenzte Daten vor. Eine mögliche Erklärung bezieht sich auf die hohe Vulnerabilität und des sich noch in starker Entwicklung befindlichen Gehirns bei früher Erkrankung an MS. Die Krankheitsprozesse stören nicht nur die Myelinisierung direkt, sondern auch die in der normalen Hirnreifung bis ins Jugendalter andauernde typische Netzwerkentwicklung. Infolge dessen kommt es dann zu Defiziten in Aufmerksamkeit und Exekutivfunktionen (Anderson, Deery et al., 2010; MacAllister & Harder, 2013).

4.5 ZNS-Tumore

4.5.1 Definition, Häufigkeit und Ätiologie

Unter dem Begriff *ZNS (Zentrales-Nervensystem)-Tumore* werden Hirntumore (intrakranielle Neubildungen) und Tumore des Rückenmarks (spinale Tumore) zusammengefasst. Nach den Leukämien sind ZNS-Tumore die zweithäufigste Gruppe bösartiger Erkrankungen im Kindesalter und stellen ungefähr ein Viertel (23,8 %) der Krebserkrankungen in internationalen Registern dar (Kaatsch & Spix, 2015). Die Klassifikation der ZNS-Tumore erfolgt anhand des Tumorortes im Nervensystem und der Histologie. Die Prognose variiert stark in Abhängigkeit von Malignität, Lokalisation und Operabilität, Tumorstadium, Toxizität der Behandlung, Nachweis von Metastasen im ZNS, sowie dem Alter bei Erkrankung.

Die Inzidenz von ZNS-Tumoren wird mit 3–4/100.000 angegeben. Pro Jahr sind damit in Deutschland ca. 410 Neuerkrankungen zu verzeichnen, häufig werden die Erstdiagnosen zwischen dem dritten und neunten Lebensjahr gestellt (Kaatsch & Spix, 2015). Je nach Sitz des Tumors im ZNS werden supratentorielle Tumore (ca. 45 %, Großhirnhemisphären, oberer Hirnstamm, selläre, supraselläre Region), infratentorielle Tumore (ca. 52 %, Kleinhirn und IV. Ventrikel, unterer Hirnstamm) und intraspinale Tumore (ca. 3 %, intramedullär, extramedullär, extradural) unterschieden. Supratentorielle Tumore (z. B. Gangliogliome) treten öfter bei Kinder unter zwei Jahren auf, wohingegen infratentorielle Tumore (z. B. Medulloblastom und Posterior-fossa Tumor) häufig in der mittleren Kindheit diagnostiziert werden. Histologisch werden nach WHO vier Tumorgrade bezüglich der Wachstumsrate der Tumorzellen unterschieden: Grad I (gutartig) bis Grad IV (bösartig). Metastasierung tritt überwiegend bei Grad III und IV auf. Zu den niedriggradigen Tumoren gehören z. B. die Astrozytome, Gangliogliome und Oligodendrogliome. Als besonders bösartig werden z. B. das anaplastische Astrozytom, das Glioblastom und das Medulloblastom eingeordnet. Eine differenzierte Klassifizierung des Tumorgrades wird anhand histologischer Merkmale vorgenommen (Kühl & Korinthenberg, 2006; Louis et al., 2016). Übergeordnet werden 5-Jahres-Überlebensraten von 65 % berichtet, allerdings hängt die Prognose stark von der Malignität und Behandelbarkeit des Tumors und des Alters bei Erstdiagnose ab.

Zwischen den ersten oft unspezifischen Anzeichen und der Diagnosestellung liegen häufig mehrere Monate. Häufigstes Frühsymptom des Hirntumors ist Kopfschmerz, dies insbesondere bei jüngeren Kindern. Erbrechen und Wesensveränderungen treten altersunabhängig auf. Seltener fällt ein zunehmender Kopfumfang als erstes Symptom auf. Im weiteren Verlauf bestimmt der Ort des Tumors wesentlich die klinische Symptomatik. Besonders häufig treten fokale Anfälle auf, Paresen, Wachstumsstörungen und endokrinologische Besonderheiten, visuelle Auffälligkeiten, Ataxien, sowie Hirnnervenparesen, Nystagmus und Schiefhals.

Die Behandlung von ZNS-Tumoren erfolgt in Deutschland nach Studienprotokollen und im Rahmen von *Therapieoptimierungsstudien*. Die Daten werden in Registern und den Hirntumorstudienzentralen zusammengeführt. In diesen Studien werden auch umfangreiche neuropsychologische Daten zu kognitiven Funktionen erhoben. Eine neurochirurgische Resektion bzw. Teilresektion gilt z. B. bei den niedriggradigen Gliomen (z. B. pilozystisches Astrozytom) als Therapiemethode der Wahl. Solange kein weiteres Tumorwachstum zu verzeichnen ist, erfolgt im Anschluss eine Behandlung nach der *„Watch-and-Wait-Strategie"*, d. h. engmaschige Beobachtung, jedoch keine Chemo- oder Bestrahlungstherapie. Eine Chemotherapie wird vor einer Operation (neoadjuvant) oder im Anschluss an eine Operation (adjuvant) eingesetzt. Für manche Tumore ist dagegen eine Bestrahlungstherapie die Behandlung der Wahl. Bestrahlung- sowie Chemotherapie betreffen immer auch gesundes Hirngewebe und können deshalb zu erheblichen Nebenwirkungen auf Kognition und Verhalten führen.

Therapieoptimierungsstudien bei ZNS-Tumoren unter Einschluss neuropsychologischer Daten

4.5.2 Neuropsychologische Folgen

Übereinstimmend weisen jüngere Kinder ein höheres Risiko für langfristige kognitive Probleme auf als ältere Kinder. Von besonderer Relevanz für die schulischen Leistungen von Kindern mit Hirntumoren sind Einschränkungen in umschrieben Funktionsbereichen, z. B. Sprechen, Lesen, Verarbeitungsgeschwindigkeit, Aufmerksamkeit und Belastbarkeit, Gedächtnis und visuomotorischen Fertigkeiten.

Durchwegs finden sich langfristig Probleme in den Funktionen, welche zur Informationsverarbeitung von Bedeutung sind: Aufmerksamkeit, Arbeitsgedächtnis und Verarbeitungsgeschwindigkeit, und zwar selbst dann, wenn globale Intelligenzleistungen stabil erscheinen. Einschränkungen der Informationsverarbeitungsgeschwindigkeit und Flexibilität fanden sich vor allem bei Kindern mit bei höhergradigen Kleinhirntumoren (Koustenis et al., 2016). Besonderes Augenmerk liegt in aktuelleren Untersuchungen auf den Folgen von *Posterior-fossa-Tumoren* (Tumore der hinteren Schädelgrube), die in pädiatrischen Populationen einen erheblichen Anteil ausmachen. Auch hier finden sich besonders häufig Einschränkungen in den alltagsrelevanten Aufmerksamkeitsfunktionen.

Generell wird gefordert, bei Neudiagnose eines Hirntumors möglichst früh eine neuropsychologische Untersuchung durchzuführen. Dies ist jedoch durch die akute Symptomatik nicht immer zu realisieren und findet oft erst während oder nach der Behandlung statt. In den meisten Studienprotokollen, nach denen die Tumorbehandlung und die Nachsorge organisiert werden, sind neuropsychologische Untersuchungen zwei und fünf Jahre nach Diagnose vorgesehen. In diesem Rahmen werden relevante kognitive Funktionen untersucht (fluide und kristalline Intelligenz, Visuomotorik, Aufmerksamkeit, Arbeitsgedächtnis, Verarbeitungsgeschwindigkeit, Lern- und Merkfähigkeit). Die Diagnostik erfolgt durch etablierte Testverfahren, die für einige Tumorprotokolle im sogenannten Neuropsychologischen Basisdiagnostikum zusammengefasst sind (Ottensmeier et al., 2015).

4.5.3 Einflussfaktoren

Obwohl es eine Vielzahl von Studien zu neuropsychologischen Konsequenzen von Hirntumoren gibt, ist eine Identifikation von Einflussfaktoren und Mustern angesichts der heterogenen Erkrankung schwierig. Das Alter bei Erkrankung wird als ein Einflussfaktor auf kognitive Entwicklungsverläufe beschrieben: Kinder mit höherem Alter bei Erkrankung zeigen oft in der frühen Phase eine stabile kognitive Entwicklung, dann jedoch später graduelle Leistungsverschlechterung, Kinder, die jung erkranken, zeigen bereits in der frühen Krankheitsphase deutliche Leistungsverschlechterungen, die sich im Verlauf stabilisieren (Duffner, 2010; Palmer et al., 2003). Eine Ganzhirn-Bestrahlung gilt als schädlicher als eine lokale Hirnbestrahlung und eine Operation (auch wenn in Kombination mit Chemotherapie) gilt als weniger bedenklich, wobei auch Operation und Chemotherapie kognitive Probleme nach sich ziehen können. Da sich die Behandlungsmethoden der Hirntumore laufend verändern, sind Befunde aus älteren Studien kaum auf die aktuellen Kohorten pädiatrischer Patienten mit Hirntumoren zu übertragen. Frühe Studien zu Folgen der Tumorbehandlung fokussierten insbesondere auf die Langzeitfolgen der Ganzhirnbestrahlung. Aktuellere Untersuchungen beziehen Alter bei Erkrankung, Lokalisation des Tumors und die Neurotoxizität der Behandlung mit ein. Außerdem stehen mögliche Auswirkungen verschiedener Behandlungsmethoden auf langfristige kognitive Funktionen sowie das Zusammenspiel von Risikofaktoren (z. B. Lokalisation und Malignität des Tumors) und Patientenmerkmale (z. B. das Alter bei Erkrankung) im Zentrum aktueller Untersuchungen. Kleinkinder und Vorschulkinder gelten beispielsweise nicht nur wegen ihres jungen Alters als speziell vulnerable Patientengruppe, sondern auch weil die Tumore in diesem Alter aggressive Therapien erfordern.

Lokalisation des ZNS-Tumors, Behandlung, Alter bei Erkrankung und andere Faktoren bedingen neuropsychologische Langzeitfolgen

4.6 Epilepsien

4.6.1 Definition, Häufigkeit und Ätiologie

Epilepsie ist ein heterogenes Krankheitsbild, das durch das wiederholte Auftreten von epileptischen Anfällen gekennzeichnet ist, die nicht durch eine unmittelbar vorausgehende, erkennbare Ursache (z.B. Fieber, Drogenkonsum, Schädel-Hirn-Trauma) provoziert wurden. Epileptische Anfälle als Symptome sind Ausdruck einer in der Regel selbstlimitierenden, vorübergehenden Funktionsstörung des Gehirns.

Mit einer Prävalenz von 0,5 bis 1 % gilt die Epilepsie als eine der häufigsten neurologischen Erkrankungen. Neuerkrankungen treten gehäuft in den ersten fünf Lebensjahren und im höheren Alter auf. Wenn Anfälle in den ersten vier Lebenswochen auftreten, spricht man von *Neugeborenenanfällen*. Ungefähr ein Drittel der Betroffenen bekommt später eine Epilepsie. Das häufigste Anfallsereignis im Kindesalter ist der *Fieberkrampf* (2 % bis 4 % aller Kinder), der im Rahmen eines fieberhaften Infektes auftritt. Die Prognose der Epilepsie hängt stark von der Ätiologie, der Art des Epilepsiesyndroms und dem Alter bei Erkrankung ab. Etwas 80 % der Kinder mit einer Epilepsie werden langfristig anfallsfrei. Bei Patienten mit einer *pharmakoresistenten Epilepsie,* bei der antiepileptische Medikamente nicht ausreichend zur Anfallskontrolle wirken, ist die Rate von schweren kognitiven Entwicklungsstörungen und Mehrfachbehinderungen deutlich erhöht. Langfristig sind oft trotz günstiger Anfallssituation relevante psychosoziale Auswirkungen der Epilepsie zu verzeichnen.

Die Klassifikation der Epilepsien erfolgt nach der Art der Anfälle *(Anfallssemiologie)* und der bekannten oder vermuteten Ursache *(Ätiologie)*. Generalisierte *Anfälle* gehen von einem auf beide Großhirnhälften verteilten Netzwerk aus und breiten sich rasch aus. Fokale Anfälle gehen von einem umschriebenen Netzwerk aus, welches auf eine Hemisphäre beschränkt ist. Die Verhaltensmanifestation eines epileptischen Anfalls variiert von quasi nicht von außen bemerkbar (z.B. aufsteigendes Übelkeitsgefühl) bis hin zu dramatisch (z.B. bilateraler tonisch-klonischer Anfall). Als eine wichtige diagnostische Einheit bei der Anfallsbeschreibung gilt das Ausmaß, in dem das Bewusstsein eingeschränkt ist. Außerdem werden die motorischen Manifestationen des Anfalls differenziert. Unter den generalisierten Epilepsien sind generalisierte tonisch-klonische Anfälle die häufigsten Anfallsmuster („Grand-Mal-Anfall"). Klonische Anfälle präsentieren sich rhythmischen anhaltenden Muskelkontraktionen. Myoklonische Anfälle sind gekennzeichnet durch einschießende Muskelkontraktionen, die einzelne oder mehrere Muskelgruppen betreffen (z.B. Lidmyoklonien bei Absencen). Fokale Anfälle können je nach Ursprungsort sehr unterschiedlich aussehen. Wenn ein Anfallsmuster umschrieben bleibt, das Bewusstsein voll erhalten ist (einfach-fokaler Anfall) bzw. nur subjektiv erlebte Wahrnehmungsveränderungen auftreten, spricht man auch von einer „*Aura*". Bei Okzipital- und Parietallappenanfällen können z. B. sensorische Phänomene auftreten mit „Farben sehen" oder auch komplexen visuellen Wahrnehmungsveränderungen. Motorische Automatismen mit Nesteln, Schmatzen oder Schlucken sind häufig bei Temporallappenepilepsien zu finden. Ausgeprägte Hypermotorik und bizarres Verhalten kennzeichnet häufig Frontallappenanfälle.

Unterschiedliche Ursachen und Symptome bei Epilepsie

Bezüglich der Ursachen werden bekannte oder vermutete genetische Faktoren (z. B. Dravet-Syndrom, SCN1A-abhängige Epilepsien) und strukturell/metabolische Faktoren (z. B. Schlaganfall, SHT, Stoffwechselerkrankungen) unterschieden. Einige Epilepsien müssen als Mischformen angesehen werden, da die auslösenden strukturellen Läsionen vermutlich oder gesichert eine genetische Komponente haben (z. B. Tuberöse Sklerose, kortikale Fehlbildungen). Immer noch bleibt bei einer erheblichen Zahl von Epilepsien die Ursache unbekannt („idiopathische Epilepsien"). Diejenigen Epilepsien die durch umschriebene elektroklinische Merkmale beschrieben werden können, werden als elektroklinische Syndrome eingeordnet (z. B. kindliche Absence-Epilepsie, selbst limitierende Epilepsie mit zentro-temporalen Spikes/Rolando-Epilepsie) (Berg et al., 2010; Fisher et al., 2014; Siemes, 2009).

Die Pharmakotherapie mit Antiepileptika ist der wichtigste Baustein der Behandlung. Bis zu 75 % der Patienten werden mit einem einzigen Medikament (Monotherapie) anfallsfrei. Die Chance auf eine Anfallsfreiheit nimmt mit jedem weiteren erforderlichen Medikament allerdings deutlich ab. Die meisten Antiepileptika gelten als gut verträglich. Als wesentliche unerwünschte Nebenwirkungen gelten Einschränkungen in der Verarbeitungsgeschwindigkeit, der Konzentrationsleistung und Aufmerksamkeit, sowie in der Affektregulation. Bei therapierefraktären fokalen Epilepsien oder Epilepsien mit identifizierbarer *epileptogener Zone* kommt auch im Kindesalter ein epilepsiechirurgischer Eingriff in Frage. Dabei werden umschriebene epileptogene Areale, Läsionen, Teile oder komplette Hirnlappen und Strukturen operativ entfernt oder in ihren Verbindungen unterbrochen. Voraussetzungen sind – abgesehen von der Pharmakoresistenz – nicht tragbare Auswirkungen der Anfälle auf Entwicklung und Lebensqualität, der Nachweis einer örtlich begrenzten epileptogenen Zone und ein niedriges oder tolerables Risiko für neurologische oder kognitive Ausfälle durch den Eingriff. Im Rahmen einer prächirurgischen Diagnostik wird das zu operierende epileptogene Areal mithilfe verschiedener diagnostischer Strategien von funktionstragenden Arealen abgegrenzt (Langzeit-Video-Elektro-Enzephalogramm-Monitoring, (funktionelle) Magnetresonanztomographie (f)MRT, Single Photon Emission Computed Tomography SPECT, Positronenemissionstomografie PET). Eine ausführliche neuropsychologische Diagnostik dient in diesem Kontext zur weiteren Abschätzung von Operationsrisiken, sowie zur Einschätzung von

Ressourcen für Reorganisation, Kompensation und Rehabilitation. Viele Zentren verfolgen die Entwicklung der Patienten nach einem epilepsiechirurgischen Eingriff in umschriebenen Intervallen über einen langen Zeitraum (epilepsiechirurgisches Monitoring; Malmgren et al., 2015). Weitere Behandlungsmöglichkeiten kommen nur für Subgruppen in Frage, z. B. die Ketogene Diät und die Vagusnervstimulation. Psychologische Techniken, z. B. Biofeedback und Anfallsselbstkontrolle, kommen im Kindesalter nur für wenige Patienten zum Einsatz, da sie hohe Anforderungen an die Reflektionsfähigkeit stellen und nur bei bestimmten Epilepsien sinnvoll sind. Psychoedukative Programme existieren für verschiedene Altersgruppen und für Eltern und Kinder und haben sich als sehr nützlich zur Stressreduktion, Krankheitsbewältigung und Verbesserung der Behandlungs-Compliance erwiesen (Jantzen et al., 2003; Rau et al., 2006).

4.6.2 Neuropsychologische Folgen

Auch wenn generell gilt, dass sich Kinder mit Epilepsie normal entwickeln können, treten im Kontext der Erkrankung nicht selten eine Vielzahl von kognitiven Einschränkungen auf. Diese betreffen sowohl globale als auch umschriebene Funktionsbereiche und variieren deutlich in Abhängigkeit von Epilepsieart, Erkrankungsalter, Lokalisation und Lateralisation der Epilepsie und individuellen Merkmalen.

4.6.2.1 Allgemeine intellektuelle Leistungsfähigkeit

Es gibt keinen sicheren Hinweis darauf, dass einzelne, seltene oder kurze epileptische Anfälle langfristig negative Auswirkungen auf die allgemeine kognitive Leistungsfähigkeit haben. Dahingegen haben Kinder mit chronischer und therapierefraktärer Epilepsie wesentlich häufiger deutliche kognitive Probleme als eine Normalpopulation. Intelligenzminderungen finden sich häufiger in der Gruppe mit strukturell/metabolischen Epilepsien (bis zu 73 %) als in der Gruppe mit genetischen oder unbekannten Epilepsien (bis zu 22 %). Insgesamt betrachtet liegen Gruppenmittelwerte der Intelligenz von Kindern mit Epilepsie deutlich unter dem zu erwartenden Mittelwert einer Normalpopulation. Anders als nach schweren Läsionen, z. B. Schädel-Hirn-Trauma oder Schlaganfällen, finden sich selbst bei strukturell eng umschriebenen Epilepsien selten die nach einem lokalisatorischen Modell zu erwartenden neuropsychologischen Ausfälle. Insbesondere bei frühem Epilepsiebeginn könnte dies mit der enormen Flexibilität des noch reifenden Gehirns und mit Reorganisationsprozessen erklärt werden.

4.6.2.2 Schulische Fertigkeiten

Besonders Kinder mit pharmakoresistenter und/oder strukturell/metabolischer Epilepsie haben oft erhebliche Schulleistungsprobleme (Reuner, 2018). Studien mit längeren Beobachtungszeiträumen weisen darauf hin, dass diese Probleme über lange Zeit stabil bleiben und selbst bei Verbesserung der Epilepsie nicht abnahmen. Allerdings war bei Verschlechterung der Epilepsie auch keine Zunahme der Lernprobleme zu verzeichnen. Unabhängig davon werden bei normal intelligenten Kindern mit einer genetischen Epilepsie oder einer Epilepsie mit unbekannter Ursache und Anfallsfreiheit gehäuft Lernprobleme berichtet.

4.6.2.3 Aufmerksamkeits- und Exekutivfunktionen

Aufmerksamkeits- und Exekutivfunktionen in unterschiedlicher Form sind bei Kindern mit Epilepsie häufig. Die Prävalenz von Aufmerksamkeits-/Hyperaktivitätsstörungen (ADHS) ist mit 12 % bis 17 % bei Kindern mit Epilepsie deutlich höher als in der Normalbevölkerung, wobei bei Kindern mit Epilepsie häufiger eine Hypoaktivität oder eine Kombination aus Hypo- und Hyperaktivität auftritt und das Geschlechterverhältnis im Gegensatz zum ADHS ohne Epilepsie ausgewogen ist. Einer medikamentösen Behandlung mit Psychostimulantien bei klinischer Relevanz dieser Symptome steht nach aktueller Studienlage nichts entgegen (Reilly, 2011). Unbehandelte Absencen mit hoher Frequenz führen in der Regel zu deutlichen Aufmerksamkeitsproblemen und werden nicht selten zunächst als ADHS fehldiagnostiziert. Im Vorfeld von generalisierten tonisch-klonischen Anfällen *(Prodromalphase)* berichten viele Patienten eine Reduktion der sonst normalen Aufmerksamkeitsfunktionen. Für eine Vielzahl der antiepiletischen Medikamente werden insbesondere unerwünschte Nebenwirkungen auf Aufmerksamkeits- und Exekutivfunktionen berichtet. Hierbei ist eine deutliche Interaktion mit der Anzahl der eingenommenen Antiepileptika (drug load) zu verzeichnen. Neuere Studien belegen, dass Aufmerksamkeitsstörungen häufig schon vor Anfallsbeginn und vor Beginn der antiepileptischen Behandlung bestehen. Da diese Funktionen gerade bei Schulkindern für sämtliche Lernprozesse von hoher Relevanz sind, sollten sie im Rahmen einer Epilepsiebehandlung Beachtung finden und möglichst schon vor Behandlungsbeginn sowie im Verlauf der Behandlung systematisch untersucht werden, z. B. mithilfe von Screening-Instrumenten wie dem EpiTrack® oder dem EpiTrack Junior®) (Helmstaedter et al., 2010; Kadish et al., 2013; Reuner et al., 2016).

Aufmerksamkeits- und Exekutivfunktionen von Anfang an gut beobachten, ggf. Screening-Verfahren anwenden

4.6.2.4 Gedächtnis

Besonders bei Temporallappenepilepsien (TLE) wurden Arbeitsgedächtnis, episodisches, semantisches und autobiografisches Gedächtnis mit unterschiedlichen Lern- und Abrufbedingungen untersucht. Kinder mit therapierefraktärer TLE wiesen in 70 % bis 80 % Gedächtnisprobleme auf. Insbesondere erwiesen sich diese Patienten als stark störanfällig für Interferenzreize beim Lernen und zeigten auffällig schnelles Vergessen. Semantische und autobiografische Details wurden hingegen gleich gut erinnert wie bei gesunden Kontrollen. Wenn jedoch mit der TLE auch eine Hippokampussklerose besteht, traten häufiger Dysfunktionen im episodischen Gedächtnis auf als in Gruppen ohne diese komorbide Pathologie. Im Vergleich zu Erwachsenen zeigen Kinder mit TLE jedoch über die Zeit signifikant bessere Erholung der betroffenen Leistungen. Inwiefern sich Kinder mit TLE von Kindern mit Frontallappenepilepsien hinsichtlich der Gedächtnisleistungen spezifisch unterscheiden, lässt sich auf der aktuellen Datenlage nicht entscheiden (Gleissner et al., 2004; Rzezak et al., 2014; Smith, 2016).

4.6.2.5 Sprache

Die Lateralisation der Sprachdominanz ist wesentlicher Bestandteil der prächirurgischen Epilepsiediagnostik, da funktionstragende Areale bei Operation auf jeden Fall geschont werden sollen. Dies geschieht inzwischen nur noch selten mithilfe des *intrakarotidalen Amobarbitaltests* (Wada-Test), da sich nicht invasive Verfahren wie die *funktionelle Magnetresonanztomographie und die Transkrankielle Dopplersonographie* ausreichend bewährt haben. Außerdem lässt sich die genaue Lokalisation von Spracharealen durch eine invasive Ableitung (oder selten auch intraoperativ) bestimmen. Bei früh einsetzender Erkrankung kommt es im Verlauf der Entwicklung häufig zu einer kompletten interhemisphärischen Verlagerung der Sprache. Bei linkshemisphärischen Epilepsien findet sich in ca. 30 % der Fälle eine atypische rechtsseitige Sprachdominanz. Im Kontext einer atypischen Sprachdominanz werden häufig Defizite in den eigentlich rechtshemisphärisch repräsentierten Funktionen beobachtet. Dies wird als „Suppressionseffekt“ oder Verdrängung bei Platzmangel („Crowding“) durch die atypische Sprachlateralisation erklärt (siehe auch Kapitel 5.5 Sprache).

Nicht-invasive Diagnostik zur Lateralisation sprachdominanter Areale

4.6.2.6 Sozio-emotionale Entwicklung

Abgesehen von der deutlich erhöhten Rate von Aufmerksamkeitsstörungen finden sich bei Kindern mit Epilepsie deutlich erhöhte Raten an Depressionen und Angstsymptomen. Diese Symptome sind zu unterscheiden von Gefühlsveränderungen während eines Anfalls, z.B. Beklemmungs- und Angstgefühl während eines Temporallappenanfalls. Aggressivität, selbstverletzendes Verhalten und Autismus finden sich insbesondere häufiger bei Kindern mit Epilepsie und Intelligenzminderung.

4.6.3 Einflussfaktoren

Generell werden neuropsychologische Funktionsstörungen im Kontext von Epilepsie durch ein Wechselspiel von Faktoren bedingt. Die Auswirkungen der Epilepsieursache, der Anfälle und der antiepileptischen Medikation lassen sich dabei schwer voneinander trennen. Zudem haben Alter bei Erkrankung und Person-Merkmale einen stark variierenden Einfluss. Während statische Faktoren (z.B. epileptogene Läsionen) eher mit irreversiblen und globalen Defiziten in Verbindung gebracht werden, wirken andere Faktoren wie z.B. epileptische Aktivität zwischen den Anfällen, Anfälle, antiepileptische Behandlung und psychosoziale Faktoren dynamisch und interagierend auf die kognitive Funktionsfähigkeit ein.

4.7 Seltenere neurologische Erkrankungen

4.7.1 Neurokutane Syndrome

Die Bezeichnung *neurokutan* bedeutet, dass sich eine Erkrankung auf das Nervensystem und die Haut auswirkt, die in der Embryonalentwicklung aus denselben Zell-Linien entstehen.

Die autosomal-dominant vererbte *Neurofibromatose Typ 1 (NF 1)* zählt mit einer Prävalenz von 1/3.000 zu den häufigsten neurokutanen Syndromen (Friedman, J. M. & Birch, 1997). Sie beinhaltet die Störung des *Ras*-Proteinstoffwechselpfads. Die Patienten leiden meist an gutartigen Tumoren des Nervensystems *(Neurofibrome)*, die nur in wenigen Ausnahmefällen entarten. Da der *Ras*-Pfad auch eine bedeutsame Rolle beim synaptischen Lernen spielt, finden sich eine Vielzahl neuropsychologischer Auffälligkeiten: Kinder mit NF 1 leiden häufig an Defiziten in Aufmerksamkeit und Exekutivfunktionen (in 30 % bis 50 % ADHS) und an Störungen der visuell-räumlichen Funktionen. Im Schulalter treten auch Lese-/Rechtschreibstörungen und Rechenstörungen auf (Hyman et al., 2005). Patienten mit NF 1 und ADHS-Diagnose liegen in ihren Intelligenzleistungen im Schnitt im unteren Normbereich und signifikant unter denen von Patienten mit NF 1 ohne ADHS (Lidzba et al., 2012). Um eine frühzeitige Förderung und adäquate Therapie zu ermöglichen ist eine neuropsychologische Diagnostik bei allen Kindern mit NF 1 empfehlenswert.

Neurofibromatose und Tuberöse Hirnsklerose betreffen Haut und ZNS

Mit einer Prävalenz von 1/5.800 bis 1/8.000 gilt die autosomal-dominat vererbte *Tuberöse Hirnsklerose (TS)* als die zweithäufigste neurokutane Erkrankung. Namensgebend waren die knollenartigen verhärteten Hirnareale (Tubera). Krankheitsverursachend sind Mutationen oder Deletionen von Genen, die an der Kodierung von Proteinen beteiligt sind, die wiederum für Zellwachstum und Zellgröße relevant sind und deshalb mit Tumorbildung assoziiert werden (TSC 1-Gen auf Chromosom 9q34, bzw. TSC 2-Gen auf Chromosom 16p13; Ess, 2006). Wie bei allen neurokutanen Erkrankungen sind charakteristische Hautveränderungen für die Diagnostik richtungsweisend: Sogenannte „white spots" (hypomelanotische Flecken) kommen besonders häufig vor (> 90 %). Häufigste klinische Symptome der TS sind epileptische Anfälle, die sich zum Teil bereits intrauterin manifestieren. Im Säuglingsalter treten sehr oft Blitz-Nick-Salaam-Anfälle auf (West-Syndrom). Die epileptischen Anfälle bei TS gelten insgesamt als medikamentös schwer behandelbar. Wenn Tubera eindeutig Ursache der Anfälle sind, können in manchen Fällen epilepsiechirurgische Eingriffe durchgeführt werden. Kinder mit TS zeigen häufig deutliche Entwicklungsstörungen und Verhaltensauffälligkeiten aus dem Autismusspektrum. Die Prognose hinsichtlich der kognitiven Entwicklung erscheint günstiger, wenn entweder durch Epilepsiechirurgie oder medikamentöse Behandlung Anfallsfreiheit erreicht werden kann (Zaroff et al., 2005). Um die Entwicklung von Kindern mit TS zu verfolgen und Förderpläne zu entwickeln, sind häufig auch Neuropsychologen in die Behandlung von TS-Patienten involviert.

4.7.2 Neurometabolische Erkrankungen

Die Bezeichnung *neurometabolisch* deutet auf eine Stoffwechselerkrankung mit Auswirkung auf das Gehirn hin. Es handelt sich hier um eine heterogene Gruppe von meist genetisch bedingten Erkrankungen.

Die von Følling 1934 erstmals beschriebene und von Penrose 1935 so benannte *Phenylketonurie (PKU)* ist die häufigste Störung des Aminosäurenstoffwechsels und eine der am besten erforschten genetisch bedingten Stoffwechselerkrankungen. Unbehandelt führt die PKU zu einer schweren geistigen Behinderung, Mikrozephalie und auffälligen Hautveränderungen (bedingt durch eine gestörte Melaninsynthese): Helle Haut, blaue Augen, struppiges blondes Haar. Die Häufigkeit der Erkrankung variiert regional. In Deutschland liegt die Inzidenz bei 1/8.000, in der finnischen Bevölkerung tritt PKU extrem selten auf (1/100.000). Ein Meilenstein der Medizin war die Entdeckung der Behandlung durch eine Phenylalanin-arme Diät durch den Heidelberger Kinderarzt Horst Bickel (1954). Seit 1967 kann in Deutschland im Rahmen des Neugeborenenscreenings die Diagnose gleich nach der Geburt gestellt werden, so dass mit der Diät in den ersten zwei Lebenswochen begonnen werden kann. Die kognitive Entwicklung der frühbehandelten Patienten verläuft in der Regel unauffällig. Langzeitstudien an frühbehandelten Patienten fanden in Abhängigkeit des Phenylalaninspiegels verlängerte Reaktionszeiten und reduzierte Verarbeitungsgeschwindigkeit im Vergleich zu gesunden Kontrollgruppen. MRT-Studien zeigen Volumenreduktion in verschiedenen Strukturen, deren Bedeutung für kognitive Leistungen jedoch noch ungeklärt ist (Anderson et al., 2007; Pfaendner et al., 2005).

Leukodystrophien zeichnen sich durch eine besondere Instabilität der weißen Substanz des Gehirns aus. Die ersten Symptome sind in der Regel motorischer Art (Bewegungs- und Gangstörungen), oft folgt ein kognitiver Abbau im Verlauf. Die verschiedenen Syndrome sind jeweils sehr selten, wobei die *Adrenoleukodystrophie (ALD)* und die *metachromatische Leukodystrophie (MLD)* in der Neuropädiatrie noch am ehesten gesehen werden. Beide Erkrankungen sind durch einen variablen, aber häufig demenziellen Verlauf gekennzeichnet. Die an das X-Chromosom gebundene *ALD* betrifft ausschließlich Jungen. Bei der schwersten Form, der zerebralen ALD mit Beginn in der Kindheit, treten die ersten Symptome in der ersten Lebensdekade auf und betreffen meist die visuelle Verarbeitung und das Gedächtnis (Shapiro et al., 1995). Die *MLD* wird in drei Formen mit unterschiedlichem Beginn unterteilt. Für die pädiatrische Neuropsychologie von Bedeutung ist vor allem die *juvenile* MLD. Hier werden nach einer unauffälligen Entwicklung von mindestens 30 Monaten als erstes motorische, kognitive (Konzentrationsprobleme, Verlangsamung) oder Verhaltens-Symptome beobachtet. Im Verlauf folgen Abbauprozesse der Sprache und in den erworbenen schulischen Fertigkeiten. Bei den Leukodystrophien kann der demenzielle Verlauf in bestimmten Fällen durch eine Knochenmarkstransplantation aufgehalten werden, wenn diese in einem frühen Stadium oder (bei betroffenen Geschwisterkindern) vor Ausbruch der ersten Symptome erfolgt (Shapiro et al., 1995). Neuropsychologische Verlaufskontrollen sind hier für die Indikationsstellung von entscheidender Bedeutung.

Neuropsychologische Auffälligkeiten und Verhaltensprobleme können in sehr seltenen Fällen das erste Symptom einer Leukodystrophie sein

5 Neuropsychologische Funktionsstörungen

5.1 Intelligenz

Auch wenn die reine Intelligenzmessung zunächst wenig „neuropsychologisch" anmutet, ist fundiertes neuropsychologisches Hintergrundwissen für die Intelligenzdiagnostik in der Neuropädiatrie unverzichtbar. Einer der häufigsten Vorstellungsgründe zur neuropsychologischen Diagnostik bei Kindern ist der Verdacht auf eine Entwicklungsverzögerung oder Entwicklungsstörung mit oder ohne fassbare neurologische Ursache. Während viele neurologische Störungsbilder im Kindes- und Jugendalter mit Intelligenzminderungen einhergehen, ist anders herum bei vielen Kindern mit unspezifischen Entwicklungsstörungen keine neurologische Ursache zu finden. In beiden Fällen jedoch ist die genaue Untersuchung von Leistungsniveau und -profil für eine gute Planung von Förderung und Teilhabe notwendig. Die Kenntnis der neurologischen, sensorischen, motorischen, emotionalen und behavioralen Begleiterscheinungen verschiedener Syndrome ist für die Auswahl und gegebenenfalls Anpassung der geeigneten Messinstrumente und für die Gestaltung der Testsituation zwingend.

5.1.1 Entwicklung

Die Intelligenz eines Menschen wird als stabiles Persönlichkeitskonstrukt angesehen, welches vorwiegend genetisch determiniert wird. Die Intelligenz von Kindern korreliert signifikant mit der ihrer Eltern, wobei diese Beziehung durch die sozioökonomischen Bedingungen wesentlich moduliert wird: Verfolgt man die Entwicklung adoptierter Kinder, so steigt bis zum Schulalter die Korrelation der kindlichen Intelligenz mit jener der biologischen Eltern, während die Korrelation mit jener der Adoptiveltern abnimmt (Plomin & Craig, 1997). Je mehr ein Kind selbst bestimmt, womit es sich beschäftigt, umso mehr kommt seine genetische Grundausstattung zum Tragen. Gleichzeitig demonstriert dieser gegenläufige Zusammenhang, dass die kognitive Grundausstattung eines Menschen keine fixe Größe ist. Die Gene bestimmen den Rahmen für das kognitive Potenzial. Wie gut dieses Potenzial ausgeschöpft wird, bestimmen Umweltfaktoren wesentlich mit.

Die Messung der Intelligenz im klassischen Sinn ist erst ab dem Vorschulalter einigermaßen verlässlich möglich. Die Ergebnisse aus Entwicklungstests bei Säuglingen und Kleinkindern korrelieren nur gering mit späteren Intelligenztestergebnissen. Experimentelle Studien zu Lernen, Gedächtnis und Exekutiven Vorläuferfunktionen sprechen jedoch für eine hohe Stabilität dieser grundlegenden Funktionsbereiche schon ab dem Säuglingsalter.

5.1.2 Intelligenzminderung

5.1.2.1 Diagnose

Nach ICD-10 ist eine *Intelligenzminderung* (auch: *Geistige Behinderung*) definiert als ein Zustand unvollständiger Entwicklung geistiger Fähigkeiten, der sich vor dem Alter von 18 Jahren manifestiert und zu Einschränkungen in der Anpassungsfähigkeit führt. Die Schwere der Intelligenzminderung soll mit standardisierten Testverfahren ermittelt werden. Maß für die Intelligenz ist in diesem

Fall der Intelligenzquotient (IQ). Für die Diagnose einer *leichten Intelligenzminderung/Geistigen Behinderung* laut ICD-10 (F70.x) muss der IQ unter 70 liegen, also mehr als zwei Standardabweichungen unterhalb des Mittelwerts. Auch die weitere Unterteilung der Schweregrade erfolgt anhand von IQ-Bereichen (mittelgradige Intelligenzminderung/Geistige Behinderung: 35 bis 49; schwere Intelligenzminderung/Geistige Behinderung: 20 bis 34; schwerste Intelligenzminderung/Geistige Behinderung: < 20). Da die gängigen Intelligenztests unterhalb eines IQ von 50 in der Regel nicht mehr differenzieren, muss die Schweregradeinteilung dann orientierend anhand des klinischen Urteils bezüglich kommunikativer und adaptiver Fähigkeiten im Alltag erfolgen. Dazu ist eine sorgfältige Anamnese hinsichtlich des alterstypischen Verhaltens mit Bezugspersonen notwendig, wofür standardisierte Interviews und Fragebögen zur Verfügung stehen (Sarimski & Steinhausen, 2007, 2008).

Im IQ-Bereich zwischen 70 und 85 trifft man in der klinischen Praxis auf die Schwierigkeit, dass hier zwar ein erheblicher Förderbedarf für die schulische und berufliche Entwicklung besteht, in der ICD-10 jedoch keine Diagnose vorgesehen ist. Im medizinischen und pädagogischen Umfeld hat sich hierfür der Begriff der *Lernbehinderung* eingebürgert. Eine Hilfslösung stellt die Kodierung dieser umfassenden Probleme als kombinierte Störungen schulischer Fertigkeiten (F 81.3) dar.

Die beschreibenden und beobachtenden Diagnosen „Entwicklungsstörung" und „Entwicklungsverzögerung" werden nach standardisierter Testuntersuchung im (Vor-)Schulalter zur „Intelligenzminderung" und „Lernbehinderung"

Die Diagnose einer Intelligenzminderung oder einer Lernbehinderung wird in der Regel erst im Vorschul- oder Schulalter gestellt. Bei jüngeren Kindern spricht man häufig von einer *Entwicklungsstörung* (bei schwerem Entwicklungsrückstand) oder einer *Entwicklungsverzögerung* (bei leichterem Entwicklungsrückstand). Diese unscharfe Begrifflichkeit ist den diagnostischen Problemen und der hohen Entwicklungsdynamik und -variabilität im Säuglings- und Kleinkindalter geschuldet.

5.1.2.2 Häufigkeit und Entstehung

Ein IQ unter 70 hat gemäß Normalverteilung eine Häufigkeit von 2,5 %. Wird zusätzlich das Kriterium der eingeschränkten Anpassungsfähigkeit berücksichtigt, so zeigen internationale Studien übereinstimmend eine Prävalenz der Intelligenzminderung von ca. 1 %. Die Prävalenz ist bei Kindern und Jugendlichen höher (1,5 % bis 2,1 %) als bei Erwachsenen (0,3 % bis 0,6 %), bedingt durch die etwas erhöhte Sterblichkeit von Menschen mit schwerer geistiger Behinderung. Jungen sind häufiger betroffen als Mädchen, ebenso wie Menschen aus Ländern mit niedrigem Einkommen. Die meisten Menschen mit einer Geistigen Behinderung sind vom leichtesten Schweregrad betroffen (85 %), während nur bei 2 % von ihnen der schwerste Grad vorliegt (Maulik et al., 2011).

In etwa drei Viertel der Fälle ist die Ursache für die Intelligenzminderung unbekannt. Bei den schweren Formen können dagegen prä-, peri- und postnatale Ursachen identifiziert werden: Genetische Faktoren spielen pränatal die größte Rolle, Schwangerschafts- und Geburtskomplikationen perinatal und Infektionen oder Schädel-Hirn-Trauma postnatal (Maulik et al., 2011). Komorbide Störungen sind sehr häufig. Bei über der Hälfte der Personen mit einer schweren geistigen Behinderung besteht eine Epilepsie, und diese sind signifikant häufiger von motorischen und sensorischen Einschränkungen betroffen als geistig behinderte Personen ohne Epilepsie (Arvio & Sillanpaa, 2003). Auch psychiatrische Störungen treten bei Patienten mit Intelligenzminderung häufiger auf als in der Gesamtbevölkerung: Bei bis zu 40 % kann zusätzlich eine Diagnose aus dem autistischen Spektrum gestellt werden, und die Prävalenzrate für eine ADHS liegt für genetische Syndrome mit Intelligenzminderung zwischen 20 % und 70 % (Sarimski & Steinhausen, 2008).

Schwere Intelligenzminderungen sind meist einer organischen Ursache z uzuordnen und weisen häufig medizinische und psychische Komorbiditäten auf

5.1.3 Diagnostische Verfahren für Kinder und Jugendliche

Das Angebot an Entwicklungs- und Intelligenztests ist groß, und es verändert sich laufend. Testbatterien sollten gegenüber Einzelverfahren den Vorrang erhalten, da sie eine umfassende Einschätzung des kognitiven Leistungsniveaus erlauben und gerade bei Kindern mit Teilleistungsstörungen eine fairere Beurteilung ermöglichen. Für Säuglinge und Kleinkinder (0;1 bis 3;6 Jahre) sind die Bayley Scales of Infant and Toddler Development (Bayley-III; Bayley, 2006; Bayley (dt. Bearbeitung: Reuner & Rosenkranz), 2014) das international gebräuchlichste Verfahren. Im Vorschulalter bieten sowohl die Wechsler Preschool and Primary Scales of Intelligence (WPPSI-IV) als auch die Kaufman Assessment Battery for Children (KABC-II; 3;0 bis 17;11 Jahre; Melchers & Melchers, 2004) eine umfassende Einschätzung mit hoher Testgüte. Für ältere Kinder und Jugendliche kann die KABC-II weiterverwendet werden, bei den Wechsler-Verfahren erfolgt für Schulkinder der Umstieg auf die Wechsler Intelligence Scale for Children (WISC-V; 6;0 bis 16;11 Jahre; Wechsler, 2017). Eine nonverbale Testung erlauben die Snijders-Oomen Nonverbalen Intelligenztests (SON-R 2–8; 2;0 bis 7;11 Jahre; Tellegen et al., 2018 und SON-R 4–60; 4;0 bis 60 Jahre; Tellegen et al., 2012).

5.1.4 Differenzialdiagnostische Abgrenzung von Teilleistungsstörungen

Gerade bei jüngeren Kindern muss berücksichtigt werden, dass globale Entwicklungsverzögerungen durch spezifische Teilleistungsstörungen *vorgetäuscht,* aber auch als solche *fehlinterpretiert* werden können. Kinder mit einer ausgeprägten expressiven Sprachentwicklungsstörung oder einer Aufmerksamkeitsstörung können zunächst global beeinträchtigt wirken, im nonverbalen Intelligenztest oder in einer stark strukturierten Situation jedoch unauffällige Leistungen zeigen. Schwierigkeiten im Spracherwerb oder unkonzentriertes Verhalten können aber auch Ausdruck einer globalen Entwicklungsstörung sein. Die diagnostische Strategie, die Auswahl der Messinstrumente und die sorgfältige Interpretation der Testergebnisse sind daher im differenzialdiagnostischen Kontext wichtig.

5.1.4.1 Diagnostische Strategie

Bei Säuglingen und Kleinkindern ist eine differenzierte Erfassung von Teilleistungen praktisch unmöglich (siehe Kapitel 2). Schneidet ein junges Kind in einem Entwicklungs- oder Intelligenztest unterdurchschnittlich ab, ist die weitere Entwicklung unter ganzheitlicher Förderung abzuwarten. Erst mit der Zeit wird sich zeigen, ob es sich um eine globale Entwicklungsstörung oder um eine Teilleistungsstörung handelt. Auch bei älteren Kindern mit unterdurchschnittlichen Resultaten im Intelligenztest ist eine Verlaufskontrolle nach etwa sechs Monaten zu empfehlen, sofern das Testergebnis sich nicht mit den Alltagsbeobachtungen der Bezugspersonen deckt. Geringe Motivation oder Probleme in der Ausdauer können bei Kindern eher als bei Erwachsenen ein Testergebnis verfälschen.

5.1.4.2 Auswahl geeigneter Testverfahren

Sind bereits Schwierigkeiten im *Spracherwerb* bekannt, spricht das Kind nicht gut Deutsch oder spricht das Kind aus psychischen oder Temperamentsgründen nicht oder nicht gerne mit fremden Personen, so ist ein nonverbales Testverfahren zu bevorzugen, oder ein Test, der die Differenzierung zwischen sprachlichen und nichtsprachlichen Leistungen erlaubt. Bei Kindern mit *Migrationshintergrund* muss berücksichtigt werden, dass nonverbale Verfahren nicht automatisch „kultur-fair" sind, d.h., dass fehlende westliche Kulturerfahrung zu einer massiven Unterschätzung führen kann. Bei bekannten *Aufmerksamkeitsproblemen* sind Tests, die Multiple-Choice-Antworten verlangen (z.B. die Progressiven Matrizen), weniger gut geeignet, da impulsives Antwortverhalten die Testleistung beeinflusst. Auch bei Problemen in der *visuellen Wahrnehmung* oder im *räumlich-konstruktiven Denken* sind die visuell-räumlich geprägten Matrizen-Tests schlecht geeignet. Intelligenztestbatterien völlig ohne visuell-räumliche Komponente existieren jedoch für Kinder und Jugendliche nicht.

Testverfahren müssen fair ausgewählt werden, so dass sensorische, motorische, sprachliche Beeinträchtigungen oder kulturelle Aspekte das Testergebnis nicht verfälschen

5.1.4.3 Interpretation der Testergebnisse

Den größten Informationsgewinn erhält man in der Regel aus Intelligenztestbatterien, die Leistungen in verschiedenen Funktionsbereichen erfassen. Daher ist auch bei Kindern mit Teilleistungsproblemen die Anwendung einer Testbatterie vorzuziehen. Allerdings muss dann die Interpretation der Testresultate sorgfältig erfolgen. Bei einem heterogenen Leistungsprofil (die meisten Tests liefern Grundraten für Skalendifferenzen), darf der Gesamtwert nicht in der üblichen Form interpretiert werden. Stattdessen müssen die Teilbereiche betrachtet und verglichen werden. Diese liefern einen Hinweis auf die kognitive Grundbegabung sowie die Leistungen im Problembereich. Auf eine Kommunikation des Gesamtwerts nach außen ist zu verzichten, da dies zu Fehlinterpretationen einlädt. Für die Beratung der Eltern bzw. die Förderplanung kann der Gesamtwert eines heterogenen Leistungsprofils jedoch hilfreich sein, um die Alltagsschwierigkeiten zu erklären, die entstehen können, wenn auf die Teilleistungsstörung keine Rücksicht genommen wird.

Vorsicht bei signifikanten Diskrepanzen zwischen Subskalen: in der Regel den Gesamt-IQ dann nicht interpretieren!

5.2 Aufmerksamkeit und Exekutivfunktionen

5.2.1 Taxonomie von Aufmerksamkeit und Exekutivunktionen

Aufmerksamkeit und Exekutivfunktionen sind nur unscharf abgegrenzt und während der Entwicklung stark voneinander abhängig, weshalb wir sie in einem Kapitel zusammenfassen.

5.2.1.1 Aufmerksamkeit

Aufmerksamkeitsfunktionen sind im Schulalltag omnipräsent: Um am Unterricht teilnehmen zu können, muss ein Schüler seine Wachheit aufrechterhalten, und auf Warnreize hin (z. B. den eigenen Namen) gezielt die Aufmerksamkeit steigern (tonische und phasische Alertness). Man muss seine Aufmerksamkeit unter kognitiver Anforderung aufrechterhalten können (Daueraufmerksamkeit), in Abhängigkeit von Unterrichtsgegenstand und didaktischen Aspekten auch unter monotonen Reizbedingungen (Vigilanz). Für die Aufgabenbewältigung (Lesen, Schreiben, Rechnen) sind selektive Aufmerksamkeit und räumliche Aufmerksamkeitsverschiebung erforderlich. Beim Schreiben nach Diktat muss der Schüler zudem den auditiven und visuellen Kanal gleichzeitig überwachen (geteilte Aufmerksamkeit).

Walter Sturm und Mitarbeiter (2009) ordnen die Aufmerksamkeitsfunktionen auf den Dimensionen Selektivität und Intensität an. Die selektive und geteilte Aufmerksamkeit (auch die Inhibition von Reaktionen auf irrelevante

Stimuli) liegen am extremen Ende der Selektivitätsdimension, während Alertness, Vigilanz und Daueraufmerksamkeit der Intensitätsdimension zugeordnet werden. Die räumliche Aufmerksamkeitsverschiebung steht außerhalb dieses Systems, die meisten Tests erfordern jedoch besonders die Selektivität (Sturm et al., 2009).

5.2.1.2 Exekutivfunktionen

Die Exekutivfunktionen umfassen eine Vielzahl von kognitiven Prozessen, welche für zielgerichtetes Handeln notwendig sind. Dazu gehören die Selbstkontrolle, das Zielsetzen, Planen und Steuern von Aktionen, das Hemmen von Impulsen (Inhibition), das Manipulieren und Abspeichern von Informationen (Arbeitsgedächtnis) und das Steuern der Aufmerksamkeit. Exekutivfunktionen prägen unsere sozialen Interaktionen und emotionalen Reaktionen. Sie sind zentral für den Schulerfolg und beeinflussen alle Lernprozesse. Vorwiegend kognitive Exekutivfunktionen, wie das strategische Planen, die Verhaltenskontrolle, das Problemlösen und das Arbeitsgedächtnis werden als „kalte" Exekutivfunktionen bezeichnet. Sobald eine sozio-affektive Komponente erkennbar beteiligt ist, wie beispielsweise bei der emotionalen Regulation, der Empathie und Impulskontrolle, spricht man von „heißen" Exekutivfunktionen (Zelazo & Carlson, 2012). „Kalte" und „heiße" Exekutivfunktionen sind eng miteinander verknüpft.

Aufmerksamkeits- und Exekutiv-Funktionen sind eng miteinander verknüpft und in Entwicklung und Diagnostik kaum voneinander zu trennen

Bei fast allen Aufmerksamkeits-Tests spielen Exekutivfunktionen eine Rolle: Tests zur selektiven Aufmerksamkeit verlangen die Inhibition von Reaktionen auf irrelevante Stimuli und Aufmerksamkeitsteilung und -verschiebung gelingen nur mit Hilfe der exekutiven Steuerung des Aufmerksamkeitsfokus.

5.2.2 Neuroanatomische Korrelate

Für Aufmerksamkeit und Exekutivfunktionen werden mehrere neuronale Systeme verantwortlich gemacht, die in enger Interaktion stehen.

Der Intensitätsaspekt der Aufmerksamkeit basiert auf Strukturen in Mittelhirn (Formatio reticularis), Zwischenhirn (Thalamus) und Großhirn (dorsolateraler präfrontaler Kortex, inferiorer parietaler Kortex, anteriorer Gyrus cinguli). Als neuronale Grundlage wurde das *Exekutive Aufmerksamkeitsnetzwerk* vorgeschlagen. Dieses umfasst neben fronto-thalamischen Verbindungen den anterioren Gyrus cinguli, der als Kontroll-Instanz fungiert. Der Parietallappen ist in Kooperation mit Strukturen in Thalamus und Mittelhirn (das *posteriore Aufmerksamkeitssystem*) für die Steuerung der räumlichen Aufmerksamkeit zuständig (Sturm et al., 2009). Neuere Bildgebungsmethoden, die intrinsische funktionelle Netzwerke darstellen, zeigen übereinstimmend ein dorsales und ein ventrales Aufmerksamkeitsnetzwerk (Lee et al., 2012). Das dorsale Netzwerk besteht aus dorsolateralem präfrontalem Kortex, Parietallappen und posteriorem Gyrus temporalis inferior, während das ventrale Netzwerk den Gyrus frontalis inferior, den anterioren Gyrus cinguli, sowie Teile der Basalganglien umfasst (Lee et al., 2012).

Die Exekutivunktionen werden traditionell mit Frontalhirnfunktionen gleichgesetzt. Die neuere Forschung zeigt jedoch, dass die Exekutivfunktionen auf weit im Gehirn verteilten Netzwerken beruhen und der Frontallappen alleine nicht die Güte exekutiver Leistungen bestimmt (Bettcher et al., 2016). Vielmehr ist der Frontallappen in ein Netzwerk aus dorsalen fronto-parietalen Regionen (insbesondere Corpus callosum und Gyrus cinguli) eingebettet (Lee et al., 2012). Unabhängig von ihrer spezifischen Lokalisation kann eine Schädigung dieser Netzwerke die Exekutivfunktionen beeinträchtigen, insbesondere wenn die Schädigung während der Hirnentwicklung stattfindet (Anderson, Spencer-Smith, et al., 2010).

5.2.3 Entwicklung von Aufmerksamkeit und Exekutivfunktionen

Die Entwicklungsverläufe der einzelnen Komponenten von Aufmerksamkeit und Exekutivfunktionen unterscheiden sich stark. Basale Aufmerksamkeitsfunktionen sind bereits bei Geburt (oder schon vorher) verfügbar, während die komplexeren Komponenten der Exekutivfunktionen erst im mittleren Erwachsenenalter ein Entwicklungsplateau erreichen.

5.2.3.1 Aufmerksamkeit

Die Fähigkeit, die Aufmerksamkeit auf einen Warnreiz hin auszurichten, entwickelt sich während der ersten Lebensmonate rasant. Verantwortlich dafür ist die strukturelle und funktionelle Ausreifung des Thalamus und des aufsteigenden retikulären aktivierenden Systems (ARAS) im Hirnstamm (Richards, 2008).

Für die Aufmerksamkeitsintensität (Daueraufmerksamkeit und Vigilanz) ist mehr kognitive Kontrolle notwendig und es werden frontale und parietale kortikale Strukturen mit einbezogen. Da diese erst im Lauf von Kindheit und Jugend ausreifen (Gogtay et al., 2004), erreichen auch die Leistungen bei Aufgaben zur Daueraufmerksamkeit und Vigilanz erst dann ihr Entwicklungsplateau. Die Daueraufmerksamkeit verbessert sich zwischen sechs und 13 Jahren bedeutsam, danach werden nur noch unspezifische Reaktionszeitverbesserungen gemessen. Diese Reaktionszeitverbesserungen scheinen mit einer zunehmenden Effizienz der Faserverbindungen im Gehirn in Verbindung zu stehen (Fimm, 2007).

Auch die für die Aufmerksamkeitsselektivität relevanten Strukturen (lateraler präfrontaler Kortex und anteriorer Gyrus cinguli) reifen erst in der späten Adoleszenz und im frühen Erwachsenenalter aus (Gogtay et al., 2004). Die inhibitorische Kontrolle basiert auf dem Exekutiven Aufmerksamkeitsnetzwerk (anteriorer Gyrus cinguli und anteriore Insula), welches vor allem die Zuweisung von Aufmerksamkeitsressourcen übernimmt. Es ist bei Säuglingen zwar bereits nachweisbar, kann jedoch noch keine Kontrolle über die motorische Reaktion ausüben. Die dafür notwendigen Verknüpfungen werden erst mit etwa vier Jahren funktional und im Verlauf der Kindheit effizienter (Lebel et al., 2008).

Die räumliche Aufmerksamkeitssteuerung hat einen datengetriebenen und einen exekutiven Aspekt. Schon wenige Monate alte Säuglinge können ihre Aufmerksamkeit auf einen hervorstechenden Zielreiz hin verschieben (Pop-Out-Effekt). Die dazu notwendige Kontrolle der Augen- und Kopfbewegungen gelingt Säuglingen ab dem Alter von drei Monaten. Sie wird durch ein subkortikales Wo-System gesteuert, für das vor allem die Colliculi superiores im Hirnstamm verantwortlich gemacht werden, welche bei Geburt bereits voll ausgereift sind (de Haan & Johnson, 2005). Ab vier Monaten können Säuglinge Blickbewegungen auf einen externen Reiz hin unterdrücken (Fimm, 2007) Der kortikale Anteil des posterioren Aufmerksamkeitsnetzwerks, der superiore Parietallappen, reift erst später im Verlauf der Kindheit aus (Gogtay et al., 2004), und entsprechend sind erst etwa neunjährige Kinder in der Lage, eine visuelle Szene systematisch nach einem Zielreiz zu durchsuchen (Fimm, 2007).

5.2.3.2 Exekutivfunktionen

Die Reifung der Exekutivfunktionen vollzieht sich, genau wie die der Frontallappen und der Faserverbindungen, über die ganze Lebensspanne hinweg. Dabei verläuft die Entwicklung in nicht linearen Schüben, welche in Kindheit und Adoleszenz von beeindruckendem Ausmaß sind. Verschiedene Komponenten der Exekutivfunktionen nehmen unterschiedliche Entwicklungsverläufe, was die Komplexität der Entwicklung und der Einschätzung von Normabweichungen noch erhöht.

Bei Geburt ist zwar die anatomische Basis des Frontallappen entwickelt, die vorderen Anteile sind aber noch unreif. Durch eine schnelle Überproduktion der Synapsen und eine intensive Myelinisierung wird die Reifung des Frontallappens innerhalb der ersten zwei Lebensjahre rasant vorwärtsgetrieben. Die ersten Anzeichen von Arbeitsgedächtnis und Inhibition können in etwa mit sieben bis acht Monaten im kindlichen Verhalten erkannt werden, eine deutliche Zunahme ist dann im dritten und vierten Lebensjahr zu beobachten.

Ein erster Entwicklungsschub des Frontallappen dauert bis ca. zum fünften Lebensjahr. Im Vorschulalter nehmen Größe und Dichte dieser Strukturen dank einer Zunahme von grauer und weißer Substanz kontinuierlich zu (Gogtay et al., 2004). Vorschulkinder zeigen einen großen Wissendurst und unendliche Neugierde. Die Fähigkeit zur Unterdrückung von Interferenz und die kognitive Flexibilität sind bei Fünfjährigen bereits gut beobachtbar. All dies reflektiert die substantielle Verbesserung der Verarbeitungskapazitäten. Auch können in etwa ab dem fünften Lebensjahr komplexe Informationen bearbeitet werden, strategisches Planen beginnt, und der visuelle und der auditive Speicher des Arbeitsgedächtnisses sind leistungsfähig (Anderson, Spencer-Smith, et al., 2010).

Im Schulalter findet ein zweiter Entwicklungsschub des präfrontalen Kortex zwischen sieben und neun Jahren statt, während dessen viele exekutive Komponenten ausreifen. Im Alter von 11 (bei Mädchen) bzw. 12 Jahren (bei Jungen) gibt es einen dritten anatomischen Entwicklungsschub (Courchesne et al., 2000). Parallel dazu verläuft die schnelle Reifung höherer Exekutivfunktionen wie beispielsweise des raschen Aufgabenwechsels *(„set shifting")*, des Arbeitsgedächtnisses, der kognitiven Flüssigkeit und des strategischen Denkens (Anderson, Spencer-Smith, et al., 2010). Neben der anatomischen Reifung des exekutiven Netzwerks kann auch das plötzliche Erlangen einer Strategie zum Lösen von exekutiven Aufgaben einen solchen Entwicklungsschub bedingen. Auch der elterliche Erziehungs- und Kommunikationsstil sowie die pädagogische Ausrichtung (z. B. Montessori-Pädagogik) können die Entwicklung der Exekutivfunktionen maßgebend beeinflussen (Diamond & Lee, 2011).

In der Adoleszenz gibt es nochmals grundlegende dynamische Veränderungen des Frontallappens, welche durch eine stete Zunahme der weißen Substanz, und durch eine Abnahme der grauen Substanz gekennzeichnet ist. Welche neurophysiologischen Prozesse dieser Abnahme genau zugrunde liegen (Pruning, Verlust an Neuronen oder Zunahme der Myelinisierung) ist bisher unklar (Courchesne et al., 2000). Diese Veränderungen gehen mit einer Veränderung von exekutiven Strategien einher, wobei die eher instinktiven Verhaltensweisen der Kindheit durch Strategien ersetzt werden, die auf den verfeinerten Verbindungen zwischen den Strukturen des exekutiven Netzwerks beruhen. Diese Veränderungen führen zu effizienterer und effektiverer Organisation und Überwachung des eigenen Verhaltens.

Entwicklung in Schüben – neuroanatomische Reifung als Grundlage

Auf Verhaltensebene zeigt sich, dass sich basale Exekutivfunktionen (z. B. die Aufmerksamkeitssteuerung) schon während der Vorschulzeit an das Erwachsenen-Niveau annähern, während komplexe Funktionen (z. B. die Handlungsplanung) erst in der späten Kindheit ausreifen (Anderson, Spencer-Smith, et al., 2010).

5.2.4 Störungen von Aufmerksamkeit und Exekutivfunktionen

5.2.4.1 Aufmerksamkeitsdefizit-/Hyperaktivitätsstörung (ADHS)

Das am weitesten verbreitete Bild einer Aufmerksamkeitsstörung ist die ADHS. In der Vergangenheit im Diagnostischen und Statistischen Manual psychischer Störungen (DSM) als Verhaltensstörung klassifiziert, wurde den neurowissenschaftlichen Erkenntnissen der letzten Jahre Rechnung getragen, indem im DSM-5 eine Kategorie „Störungen der neuronalen und mentalen Entwicklung" eingeführt und die ADHS in diese Kategorie eingeordnet wurde. ADHS ist mit einer Prävalenz von 3% bis 5% eine der häufigsten kinderpsychiatrischen Erkrankungen, zeigt eine hohe Persistenz ins Erwachsenenalter (15% Vollbild, 65% Teilremission) und hat eine hohe Heritabilität (Lange et al., 2014). Für eine differenzierte Darstellung der Theorien zur ADHS sei auf einschlägige Lehrbücher verwiesen.

ADHS: Unaufmerksamkeit, Hyperaktivität und Impulsivität

Die Kernsymptomatik der ADHS besteht aus der Trias Unaufmerksamkeit, Hyperaktivität und Impulsivität. Das neuropsychologische Profil von Kindern mit ADHS ist variabel, wahrscheinlich wegen der Vielzahl an möglichen Ätiologien und Komorbiditäten (Lange et al., 2014). Die größten Effektstärken beim Vergleich von Kindern mit und ohne ADHS werden in Maßen der Daueraufmerksamkeit beobachtet (z.B. Continuous Performance Tests; CPT), sowie in schriftlichen Aufgaben zur Verarbeitungsgeschwindigkeit (z.B. Zahlen-Symbol-Test im Wechsler Intelligenztest), welche sowohl die selektive Aufmerksamkeit als auch graphomotorische Fertigkeiten erfassen. Auch im Arbeitsgedächtnis und logisch-schlussfolgernden Denken gibt es deutliche Unterschiede. Mittlere Effektstärken beim Vergleich von Kindern mit und ohne ADHS zeigen sich in den exekutiven Funktionen: Die Hemmung von motorischen Reaktionen und Interferenz, sowie Aufgaben zur Wortflüssigkeit machen Kindern mit ADHS häufig Mühe (Frazier et al., 2004). Auch in Intelligenztests schneiden Kinder mit ADHS im Mittel schlechter ab als Kontrollgruppen, wobei es fast unmöglich zu klären ist, ob hier Aufmerksamkeit und Exekutivfunktionen die Leistung prägen oder tatsächlich die Intelligenz beeinträchtigt ist (Frazier et al., 2004). Ob die verschiedenen Erscheinungsformen der ADHS (vorwiegend unaufmerksam; vorwiegend hyperaktiv-impulsiv; kombiniert) sich in der spezifischen Ausprägung neuropsychologischer Problembereiche unterscheiden, wird noch erforscht (Lange et al., 2014).

Die neurobiologischen Grundlagen der ADHS sind vielfältig. Es herrscht Konsens darüber, dass bei Patienten mit ADHS ein Ungleichgewicht verschiedener Neurotransmittersysteme vorliegt. Hierbei ist vor allem das dopaminerge System in Basalganglien und Frontalhirn betroffen. Neuere Bildgebungsstudien zeigen übereinstimmend, dass die Hirnreifung von Kindern mit ADHS

ADHS als neurobiologische Reifungsverzögerung

in mehreren Netzwerken verzögert ist. Besonders die frontale Kontrolle über basale Funktionseinheiten reift bei Kindern mit ADHS erst spät aus (Fimm, 2007).

Die Diagnose einer ADHS wird allein aufgrund des beobachteten Verhaltens gestellt und erfordert primär keine standardisierten Testverfahren. Auch neuropsychologische Tests stellen wegen der oben beschriebenen hohen Variabilität keine „Biomarker" für ADHS dar. Dennoch ist die Kenntnis des neuropsychologischen Profils von Kindern mit Aufmerksamkeitsstörungen für die individuelle Förderung und Beratung sehr wichtig (Lange et al., 2014).

5.2.4.2 Störungen der Exekutivfunktionen

Störungen der Exekutivfunktionen werden häufig unter den heterogenen Sammelbegriff „exekutive Dysfunktion" gefasst. Dazu gehören beispielsweise Probleme beim Fokussieren der Aufmerksamkeit, Schwierigkeiten der Verhaltensregulation, Probleme beim Planen und Ausführen von Aktionen und die Unfähigkeit aus Fehlern zu lernen. Diese Probleme gehören zum natürlichen Entwicklungspfad und treten bei jüngeren Kindern in normalem Rahmen auf. Für klinische Neuropsychologen ist es eine Herausforderung, das Ausmaß der exekutiven Funktionsstörung zu bestimmen, die Schwere der Beeinträchtigung im Entwicklungskontext einzuschätzen und Interventionen und Therapien danach anzupassen.

Exekutive Funktionsstörungen können im Zusammenhang mit normaler Intelligenz bestehen, was für eine gewisse Unabhängigkeit der Exekutivfunktionen von den allgemeinen intellektuellen Fähigkeiten spricht. Das Arbeitsgedächtnis beispielsweise ist jedoch eng mit dem IQ verknüpft, wohingegen Inhibition oder kognitive Flexibilität eher unabhängig vom IQ gesehen werden (Friedman et al., 2006).

5.2.4.3 Störungen von Aufmerksamkeit und Exekutivfunktionen im Kontext neurologischer Erkrankungen

Störungen von Aufmerksamkeit und Exekutivfunktionen sind eine der häufigsten Folgeerscheinungen neurologischer Erkrankungen. In vielen Fällen erfüllen die betroffenen Kinder die Diagnosekriterien einer ADHS nach ICD-10 oder DSM-IV bzw. DSM-5. Bei der Diagnosestellung ist abzuwägen, ob die ADHS-Symptomatik klar als Folge der neurologischen Erkrankung eingeordnet werden sollte (ICD-10 F07.8: „Sonstige organische Persönlichkeits- und Verhaltensstörungen aufgrund einer Krankheit, Schädigung oder Funktionsstörung des Gehirns"), oder ob es sich um eine echte Komorbidität handelt. Eine bestehende neurologische Grunderkrankung oder eine geistige Behinderung ist weder nach ICD-10 noch nach DSM-IV bzw. DSM-5 ein primäres Ausschlusskriterium für die ADHS, jedoch kann sich die therapeutische In-

Störungen von Aufmerksamkeit und Exekutiv-Funktionen im Kontext neurologischer Erkrankungen: ADHS Diagnose ja oder nein?

tervention bei ADHS und bei Problemen im Rahmen neurologischer Erkrankungen grundlegend unterscheiden.

Störungen von Aufmerksamkeit und Exekutivfunktionen können als Folge aller in Kapitel 4 vorgestellten Pathologien auftreten, da die betroffenen Netzwerke anfällig für Läsionen, Schädigungen und Funktionsstörungen sind. Tabelle 5.1 gibt einen Überblick über die Prävalenzraten von ADHS und Besonderheiten im neuropsychologischen Profil bei den verschiedenen neurologischen Pathologien. Die hier angegebenen Daten zu den seltenen Erkrankungen (Schlaganfall, Encephalitis, Neurofibromatose) basieren jedoch auf einzelnen Studien, die eine eingeschränkte Auswahl an Funktionen bei wenigen Probanden untersucht haben. Bei Epilepsie und kindlichen Hirntumoren spielt die Behandlung der Grunderkrankung eine besondere Rolle. In beiden Fällen können Störungen der Aufmerksamkeit und der Exekutivfunktionen sowohl auf die Grunderkrankung (also epileptische Anfälle oder den Hirntumor) als auch auf die Therapie (also antiepileptische Medikation oder Bestrahlung/Chemotherapie) zurück zu führen sein. Einige Antiepileptika haben erwiesenermaßen negative Auswirkungen auf Aufmerksamkeit und Exekutivfunktionen, insbesondere jedoch auf die Verarbeitungsgeschwindigkeit. Die Datenlage hierzu ist für das Kindesalter jedoch noch nicht tragfähig. Schlussendlich ist ein multifaktorielles Erklärungsmodell für den Einfluss von Medikamenten erforderlich, welches auch die positiven Aspekte der Anfallsfreiheit berücksichtigt. Ein Monitoring von Aufmerksamkeit und Exekutivfunktionen von Behandlungsbeginn an wird deshalb gerade für die pädiatrische Patientengruppe gefordert.

Tabelle 5.1: Störungen von Aufmerksamkeit und Exekutivfunktionen bei ausgewählten neurologischen Pathologien des Kindesalters

	Prävalenz von ADHS	**Störungen von Aufmerksamkeit und Exekutivfunktionen**
Extreme Frühgeburt	6 %–23 % (Bhutta et al., 2002)	Selektive Aufmerksamkeit • Daueraufmerksamkeit • Geteilte Aufmerksamkeit • Kognitive Flexibilität/Aufmerksamkeitswechsel • Reaktionshemmung • Wortflüssigkeit (semantisch und phonematisch) • Handlungsplanung • Arbeitsgedächtnis (Anderson, 2014)
Schlaganfall (perinatal/ Kindheit)	46 % (Max et al., 2003)	• selektive Aufmerksamkeit • geteilte Aufmerksamkeit • Reaktionshemmung (O'Keeffe et al., 2014)

Tabelle 5.1: Fortsetzung

	Prävalenz von ADHS	Störungen von Aufmerksamkeit und Exekutivfunktionen
Schädel-Hirn-Trauma	30 %	Mittelgradiges und schweres SHT: • Geteilte Aufmerksamkeit • Daueraufmerksamkeit • Selektive Aufmerksamkeit • Aufmerksamkeitswechsel • Wortflüssigkeit • Reaktionshemmung • Problemlösen (Babikian & Asarnow, 2009)
Enzephalitis	50 %	Aufmerksamkeits- und Exekutivfunktionen (unspezifisch) (Khandaker, 2016)
Hirntumor	27 % (Hardy et al., 2015)	• Aufmerksamkeitsfunktionen (unspezifisch) • Arbeitsgedächtnis • Reaktionshemmung • kognitive Flexibilität (Annett et al., 2015)
Epilepsie	12 %–17 % (Reilly, 2011)	• Aufmerksamkeitsfunktionen (unspezifisch) • Arbeitsgedächtnis • Handlungsplanung • Wortflüssigkeit (Hermann et al., 2012)
Neurofibromatose Typ 1	30 %–50 % (Hyman et al., 2005)	• Daueraufmerksamkeit • Reaktionshemmung • Arbeitsgedächtnis • Wortflüssigkeit (Hyman et al., 2005)

5.2.5 Diagnostik

Gerade für Aufmerksamkeit und Exekutivfunktionen gilt, dass sich die Leistung in Alltag und Testsituation deutlich unterscheiden kann. Ein Grund dafür sind Unterschiede in den Anforderungen, die Alltag und Testsituation an die Selbststeuerung stellen: Während das Kind im Alltag mit zunehmendem Alter immer selbständiger unübersichtliche Situationen meistern muss, übernimmt in der standardisierten (und damit stark strukturierten) Testsituation der Untersucher fast vollständig die Steuerung. Im Alltag ist zudem die Steuerung von Emotionen und Verhalten in Situationen gefragt, deren Ausgang für das Kind persönlich unmittelbar bedeutsam ist, was die heißen Exekutivfunktionen anspricht. In der neuropsychologischen Testsituation dagegen werden fast nur kalte Exekutivfunktionen überprüft, also die kognitive Steuerung in einer Situation, deren Ausgang für das Kind nicht bedeutsam ist. Daher müssen ergänzend zur umfassenden Testdiagnostik immer auch die Berichte von Bezugspersonen in unterschiedlichen Situationen eingeholt werden, am besten durch den Einsatz standardisierter Fragebögen. Die schwachen Korrelationen zwischen Fragebogen und Testdiagnostik ist nicht den Verfahren anzulasten, sondern damit zu erklären, dass mit den verschiedenen Methoden unterschiedliche Aspekte der Aufmerksamkeit und Exekutivfunktionen erfasst werden, die zu einem Gesamtbild zusammengefügt werden müssen.

5.2.5.1 Aufmerksamkeitsdiagnostik

Zur Aufmerksamkeitsdiagnostik werden vorwiegend computergestützte Verfahren eingesetzt. Diese haben den Vorteil, dass sie aus dem Reaktionsverhalten auf Aufgaben unterschiedlicher kognitiver Komplexität Messparameter für verschiedene Aspekte der Aufmerksamkeit ableiten können. Zudem sind Papier-Bleistift-Verfahren zu einem gewissen Anteil abhängig von der graphomotorischen Leistung, welche gerade bei Kindern mit ADHS häufig beeinträchtigt ist.

Eine zuverlässige Aufmerksamkeitsdiagnostik ist mit den geeigneten Verfahren etwa ab sechs Jahren möglich. In diesem jungen Alter ist die Variabilität der Testleistung jedoch aufgrund der großen Unterschiede in der Motivierbarkeit für fremdvorgegebene Aufgaben sehr hoch, gerade bei den bewusst langweilig gehaltenen Aufmerksamkeitstests. Mit dem Schulalter nimmt diese Varianz zunehmend ab und es können auch subtilere Probleme in den Aufmerksamkeitsfunktionen erfasst werden. Vielen Aufmerksamkeitstests ist mit Hinblick auf das Leistungsprofil eine geringe Test-Retest-Reliabilität gemein. Ein Kind, das bei einer ersten Untersuchung vor allem impulsive Reaktionen zeigte, kann in einer zweiten Untersuchung vier Wochen später durch eine hohe Zahl an Auslassungen auffallen (Renner et al., 2015). Die Verhaltens- und Leistungsvariabilität, die eng mit Problemen in Aufmerksamkeit und Verhalten verknüpft ist, macht eine hohe Reliabilität der Testverfahren fast unmöglich. Dennoch hilft die Verwendung von computergestützten Aufmerksamkeitstests, das neuropsychologische Profil eines Kindes zu komplettieren und häufig können die Ergebnisse an den Alltagsbeobachtungen der Bezugspersonen validiert werden. Aus den gängigen Testbatterien werden am häufigsten die Untertests Alertness, geteilte Aufmerksamkeit und Go/Nogo (Testbatterie zur Aufmerksamkeitsprüfung; TAP; 6 bis 18 Jahre; Zimmermann & Fimm, 2009) bzw. Daueraufmerksamkeit, Ablenkbarkeit und Go/Nogo (Kinderversion der TAP; KITAP; 6 bis 10 Jahre; Zimmermann, 2002) herausgegriffen, um die wichtigsten Aufmerksamkeitsfunktionen zu prüfen. Die Continuous Performance Tests (z. B. Conners CPT3; ab 8 Jahre; Conners, 2014) bieten mit einem Einzelverfahren eine Einschätzung von Daueraufmerksamkeit, selektiver Aufmerksamkeit und Impulsivität. Um einen Überblick über Alltagsfunktionen in verschiedenen Situationen zu gewinnen, sollte die Testdiagnostik unbedingt um standardisierte Fragebögen ergänzt werden, beispielsweise die Conners 3® (Lidzba et al., 2013).

5.2.5.2 Diagnostik der Exekutivfunktionen

Da sich die Exekutivfunktionen im Kindes- und Jugendalter schnell entwickeln und verändern, gibt es nur wenige Untersuchungsinstrumente, welche über mehrere Altersklassen anwendbar sind. Gerade für jüngere Kinder (vor Einschulung) existieren bisher vor allem experimentelle Verfahren ohne allgemeine Zugänglichkeit. Ab dem Schulalter können dann verschiedene Aspekte der kalten Exekutivfunktionen mit zunehmender Zuverlässigkeit erfasst werden. Die Testverfahren, die bei Kindern zur Anwendung kommen, sind in der Regel dieselben wie bei Erwachsenen, sofern geeignete Normen vorliegen. Eine amerikanische Testbatterie steht mit dem Delis-Kaplan Executive Function System (D-KEFS; Delis et al., 2001) zur Verfügung. Dieses Verfahren wurde bisher nicht ins Deutsche übersetzt und deutschsprachig normiert, dennoch sind einige Untertests (z. B. TMT, Tower, Design Fluency, Stroop-Test) bedingt für Kinder ab acht Jahren nutzbar. Maße für Impulsivität ergeben sich auch aus den oben vorgestellten Tests zur Aufmerksamkeitsdiagnostik. Für die Beurteilung der Alltagsfunktion steht das Verhaltensinventar zur Beurteilung exekutiver Funktionen zur Verfügung (BRIEF; 6 bis 16 Jahre; Drechsler & Steinhausen, 2013). Eine wertvolle Informationsquelle zu Exekutivfunktionen von Kindern ist die Verhaltensbeobachtung in der Testsituation. Das Finden komplexer Lösungswege, Handlungsplanung, Impulsivität, Inhibitionsfähigkeit und kognitive Flexibilität können in der Regel schon im Verlauf einer klassischen Intelligenzdiagnostik gut beobachtet werden.

5.2.6 Therapie

5.2.6.1 Medikamentöse Intervention

Aufmerksamkeitsstörungen gehören zu den wenigen neuropsychologischen Symptomen, welche medikamentös behandelt werden können. Die am häufigsten eingesetzte medikamentöse Intervention bei Kindern mit ADHS ist die Behandlung mit Stimulanzien (v. a. Methylphenidat), die bei der Mehrzahl der behandelten Kinder einen nachweisbar positiven Effekt auf Aufmerksamkeits- und Verhaltensprobleme hat (Storebø et al., 2015). Bei schwer betroffenen Kindern macht die Behandlung mit Stimulanzien eine nicht-medikamentöse Therapie überhaupt erst möglich. Auch bei Kindern mit Aufmerksamkeitsstörungen im Rahmen neurologischer Grunderkrankungen (z. B. Epilepsie) erwies sich die Behandlung mit Methylphenidat als sicher und effektiv, auch in Kombination mit Antiepileptika (Christ et al., 2013). Dennoch ist Methylphenidat aufgrund von möglichen Nebenwirkungen (Storebø et al., 2015) für viele Eltern keine Therapieoption, und nicht alle Kinder mit ADHS sprechen auf Stimulanzien an. Der Langzeit-Effekt der medikamentösen Intervention ist zudem bislang fraglich, so dass die Kombination mit verhaltenstherapeutischen und pädagogischen Therapien im Sinne eines multimodalen Konzeptes den Goldstandard der Behandlung bei ADHS darstellt.

5.2.6.2 Aufmerksamkeitstrainings

Für die Therapie von Aufmerksamkeitsstörungen haben sich verhaltenstherapeutisch orientierte Trainings bewährt, in denen psychoedukativ und mit Verstärkersystemen gearbeitet wird (z. B. Training für aufmerksamkeitsgestörte Kinder; Lauth & Schlottke, 2009). Die Trainings sind für Gruppen geeignet, werden aber, insbesondere bei schwerer betroffenen Kindern, häufig im Einzelsetting durchgeführt. Neben Trainingseinheiten zu Arbeitsgedächtnis und Aufmerksamkeitsfokussierung steht als wesentlicher Schwerpunkt meist ein Selbstinstruktionstraining, das den Kindern eine bessere Handlungssteuerung und -planung erlauben soll, und damit vor allem die Exekutivfunktionen anspricht. Für Gruppentrainings konnten positive Langzeiteffekte bis zu 76 Monate nach Trainingsende nachgewiesen werden (Jacobs & Petermann, 2008). Die in den verhaltenstherapeutischen Manualen vorgestellten Strategien sind auch für Kinder mit Aufmerksamkeitsstörungen im Rahmen neurologischer Grunderkrankungen geeignet, allerdings müssen diese dann an das kognitive Funktionsniveau angepasst und im Einzelsetting vermittelt werden.

Verhaltenstherapeutische Aufmerksamkeitstrainings: Adaptiert auch für Kinder mit neurologischen Erkrankungen geeignet

5.2.6.3 Neurofeedback

Kinder mit ADHS können Auffälligkeiten bei EEG-Ableitungen zeigen, die nicht mit epilepsietypischen Potenzialen zusammenhängen, jedoch für eine veränderte kortikale Erregbarkeit sprechen. Mit Hilfe von EEG-Neurofeedback kann man lernen, bestimmte Parameter der kortikalen Erregbarkeit zu steuern. Einer der für EEG-Neurofeedback verwendeten Parameter sind die langsamen kortikalen Potenziale. Diese Potenziale sind ein Marker für kognitive und motorische Antwortbereitschaft und korrelieren bei Kindern mit ADHS mit deren Aufmerksamkeitsproblemen. Die Wirksamkeit von EEG-Neurofeedback bei ADHS ist in der Literatur umstritten (Cortese et al., 2016). Eine Vielzahl an Therapie-Protokollen und unterschiedlichste Kontrollbedingungen machen es schwierig, tatsächlich spezifische Effekte des EEG-Biofeedbacks nachzuweisen. Eine neuere randomisiert kontrollierte multizentrische Studie mit insgesamt 150 Kindern konnte jedoch einen spezifischen Effekt von EEG-Biofeedback langsamer kortikaler Potenziale nachweisen. Verglichen mit einem EMG (Elektromyogramm)-Feedback, das unter denselben Rahmenbedingungen als Kontrollbedingung durchgeführt wurde, zeigten die Kinder in der EEG-Gruppe nach 25 Sitzungen signifikante Verbesserungen in der ADHS-Symptomatik, unabhängig davon, ob sie zusätzlich medikamentös behandelt wurden oder nicht (Strehl et al., 2017).

5.2.6.4 Training von Exekutivfunktionen

Die Exekutivfunktionen lassen sich im Kindesalter durch unterschiedlichste Interventionen (z. B. Montessori-Pädagogik, Ausdauersport, Kampfsport und Meditation) präventiv fördern (Diamond & Lee, 2011). Vorgefertigte Manuale zur Therapie der Exekutivfunktionen bei Kindern sind dagegen rar. Das computerbasierte Arbeitsgedächtnistraining *Cogmed* (Pearson Education, Upper Saddle River, NJ) resultierte in verschiedenen Studien in verbesserten Arbeitsgedächtnisleistungen bei Kindern mit und ohne ADHS, bei gemischter Datenlage zur Generalisierbarkeit (Diamond & Lee, 2011). Für Grundschulkinder sind die *Fex*-Materialien und Spiele gut geeignet (http://www.znl-fex.de), die für den Einsatz durch Lehrpersonen und Eltern optimiert wurden. Für jüngere Kinder liegt mit *Nele und Noa im Regenwald* (Roebers et al., 2014) ein spielerisches Fördermaterial vor, das als vollständiges Training, aber auch in Teilen eingesetzt werden kann.

5.3 Gedächtnis

5.3.1 Taxonomie des Gedächtnisses

Das Gedächtnis beinhaltet verschiedene Prozesse, welche unterschiedlichen Systemen zugeordnet werden. Zu den Gedächtnisprozessen gehören die Fähigkeiten, Informationen aufzunehmen, zu speichern und später wiederzuerkennen oder abzurufen (Enkodieren, Speichern, Wiedererkennen, Abrufen). Verschiedene Modelle erklären und klassifizieren die Gedächtnisprozesse, einige davon mit Fokus auf modalitäts-spezifische Systeme, andere hingegen postulieren interaktive Systeme. Gemeinsam ist diesen Modellen die Vorstellung eines sensorischen Speichers, der Informationen jeder Sinnesmodalität aufnimmt, auf ihre Relevanz hin untersucht und für wenige hundert Millisekunden (Ultrakurzzeitgedächtnis) abspeichert. Das sensorische Gedächtnis bildet somit die Schnittstelle zwischen Wahrnehmungs- und Gedächtnisprozessen.

Vier Gedächtnisprozesse: Enkodieren, Speichern, Wiedererkennen, Abrufen

Grundlegend unterschieden wird das *explizite* bzw. *deklarative* vom *impliziten* bzw. *nicht-deklarativen Gedächtnis*. Implizite bzw. nicht-deklarative Gedächtnisprozesse sind meist unbewusst, automatisiert und schwer verbalisierbar. Implizite Gedächtnisprozesse beinhalten z. B. das prozedurale Gedächtnis, welches automatisierte Prozesse wie die Fähigkeit Fahrrad zu fahren oder Cello zu spielen umfasst. Explizite Gedächtnisprozesse beinhalten bewusste, verbalisierbare Inhalte wie beispielsweise das Schulwissen, das Wissen über die Bedeutung des Wortes „Streichinstrument“ oder die Erinnerung an „Was, Wie, Wo-Ereignisse“ (Sommerferien, Geburtstage etc.). Das explizite Gedächtnis kann weiter unterteilt werden in *langfristige* und *kurzfristige Gedächtnissysteme*. Das langfristige Gedächtnis umfasst Gedächtnisinhalte, die nicht mehr im unmittelbaren Fokus der Aufmerksamkeit stehen und wird weiter unterteilt in ein *semantisches* (vom Kontext unabhängiges) Gedächtnis und ein *episodisches Gedächtnis* (in räumlichem und zeitlichem Kontext). Die Erinnerung, dass Paris die Hauptstadt von Frankreich ist gehört zum semantischen Gedächtnis, das Erinnern der letzten Reise nach Paris wird hingegen dem episodischen Gedächtnis zugeschrieben. Das kurzfristige Gedächtnis umfasst die Merkspanne und das Arbeitsgedächtnis. Das Arbeitsgedächtnis unterscheidet sich von der Merkspanne insofern, als dass im Arbeitsgedächtnis Informationen nicht nur kurzfristig gespeichert, sondern auch bearbeitet werden können (z. B. Kopfrechnen). Das bekannte *Arbeitsgedächtnismodell nach Baddeley* (Baddeley & Hitch, 1972) beinhaltet drei Komponenten:

1) Zentrale Exekutive, die das Arbeitsgedächtnis kontrolliert und reguliert und den Informationsfluss innerhalb des Arbeitsgedächtnisses weiterleitet. Die Informationen werden darauf zu den zwei materialspezifischen Komponenten weitergeleitet, welche Informationen in
2) visuo-räumlicher Form (visuo-räumlicher Notizblock) oder
3) verbaler Form (phonologische Schlaufe) verarbeiten.

5.3.2 Neuroanatomische Korrelate

Die Reifung der gedächtnisrelevanten Strukturen verläuft regional unterschiedlich, eine vollständige Reifung wird erst im Jugendalter erreicht. Bei

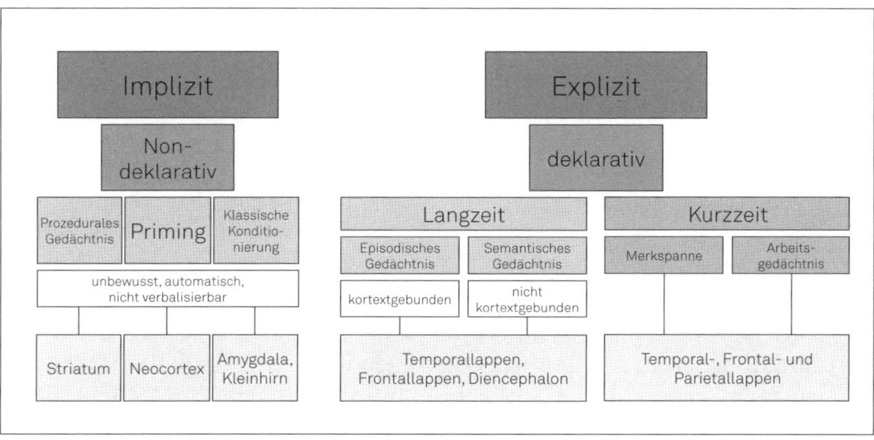

Abbildung 5.1: Übersicht über Gedächtnissysteme (eigene Darstellung – in Anlehnung an Milner et al., 1998)

der Enkodierung, Speicherung und dem Abruf von Information handelt es sich um ein Zusammenspiel von vielen miteinander verknüpften Hirnregionen. Das *deklarative Gedächtnis,* also das Enkodieren und Abspeichern von Informationen läuft mehrheitlich über Strukturen des Temporallappens, im Besonderen über den medialen Temporallappen, welcher die zentralste aller Gedächtnisstrukturen, nämlich den Hippocampus einschließt. Insbesondere beim Vorgang der Speicherung sind das mediale Temporallappensystem, der Hippocampus und angrenzende Gebiete beteiligt, die zum sogenannten Papez-Neuronenkreis (Papez'sche Schleife) zusammengefasst werden. Der Papez-Neuronenkreis ist auch als medial-limbische Schleife bekannt. Sie beginnt beim Hippocampus, führt über den Fornix zu den Mamillarkörpern, weiter über den Tractus mamillothalamicus zum anterioren Nucleus des Thalamus und dem hinteren Gyrus cingulum fort und kehrt schließlich über das Cingulum zum Hippocampus zurück. Läsionen von Strukturen der Papez'schen Schleife führen häufig zu Gedächtnisproblemen. Meist handelt es sich dabei um anterograde Amnesien (Frischgedächtnis-Störung) bei intaktem Altgedächtnis.

Auch der frontale und parietale Kortex und seine Verbindungen sind eng in deklarative Gedächtnisprozesse involviert. Das *Arbeitsgedächtnis* beispielsweise ist in einem fronto-parietalen Netzwerk repräsentiert, wobei die Aktivierung dieses Netzwerkes in Abhängigkeit mit dem Alter, der Leistungsfähigkeit und des Geschlechts der Kinder zu sehen ist (Spencer-Smith et al., 2013). Die durch die Entwicklung bedingte Abnahme der synaptischen Dichte, axonale Eliminierung, Veränderung des globalen Hirnstoffwechsels und der Myelinisierung führt zu einem reduzierten Austausch zwischen den Hirnregionen und begünstigt dadurch ein stabileres Netzwerk, das weniger anfällig für neuronale Überlagerungen ist.

Für *implizite, non-deklarative Gedächtnisprozesse* spielen unter anderem die Basalganglien (Striatum) und das Kleinhirn eine wichtige Rolle. Beide Strukturen sind beim Erlernen und Speichern motorischer, also prozeduraler Fertigkeiten beteiligt. Im Allgemeinen sind die Hirnstrukturen, welche für implizite Gedächtnisprozesse bedeutsam sind weniger erforscht als jene für deklarative Informationen.

5.3.3 Entwicklung des Gedächtnisses

Das nicht-deklarative Gedächtnis entwickelt sich früh und ist bereits bei Geburt funktionsbereit. Neugeborene verfügen über die Fähigkeit Informationen wiederzuerkennen und beobachten fremde Objekte und Gesichter länger als bekannte. Zwei Monate alte Säuglinge sind in der Lage, sich über zwei bis drei Tage etwas zu merken. Zwischen sechs und 12 Monaten werden Objekte mit zunehmend längeren Abrufphasen abgespeichert, abgerufen oder wiedererkannt. Das Wiedererkennen erreicht mit etwa vier Jahren das Leistungsniveau eines Erwachsenen (Siegler, 1991). Die Entwicklung komplexer deklarativer Gedächtnisleistungen beginnt gegen Ende des ersten Lebensjahres. Kindergartenkinder können sich drei bis vier Informationen merken (z. B. Zahlen, Farben), bei Neunjährigen umfasst die Merkspanne bereits fünf bis sechs Items, in der frühen Adoleszenz können sieben oder mehr Informationen abgespeichert werden (Luciana et al., 2005). Die Entwicklung des Arbeitsgedächtnisses verläuft parallel und tritt zusammen mit verschiedenen neuronalen Entwicklungsprozessen auf, wie beispielsweise der Abnahme der synaptischen Dichte, Veränderung der axonalen Verknüpfungen, Veränderungen des globalen Hirnstoffwechsels und Zunahme der Myelinisierung.

Frühe Gedächtnisleistungen bereits bei Säuglingen zu erkennen

Die alterstypische Lernleistung unterscheidet sich für verbale und visuoräumliche Inhalte. Ein siebenjähriges Kind kann sich beispielsweise in einem ersten Lerndurchgang durchschnittlich fünf verbale Informationen einprägen (z. B. Wörter lernen), im fünften Lerndurchgang steigert es seine Leistung auf neun bis zehn eingeprägte Informationen. Handelt es sich aber um visuo-räumliche Informationen (z. B. Einprägen von Figuren) kann sich das siebenjährige Kind im ersten Durchgang durchschnittlich acht Figuren, in einem fünften Durchgang durchschnittlich knapp neun Figuren merken (Anderson & Lajoie, 1996).

Das Lernen und der Abruf von Informationen nehmen während der Kindheit und Adoleszenz stetig zu, wobei es zwischen sieben und acht Jahren einen Entwicklungsspurt gibt. Dieser Entwicklungsspurt kann durch verschiedene Faktoren bedingt sein:

1) Entwicklung von gedächtnisverbessernden *Strategien* (z. B. Organisieren von Lerninhalten, inneres Wiederholen der Informationen) mit Beginn im Vorschulalter,
2) Zunahme von inhaltlichem *Wissen* beginnt in der Vorschulzeit und wächst stark weiter bis in die Jugend und das frühe Erwachsenenalter,
3) Entwicklung des *Metagedächtnisses* mit Beginn ums 5. Lebensjahr mit einer Zunahme des Wissens und des Bewusstseins über eigene Gedächtnisleistung, die das Lernen und den Abruf positiv zu beeinflussen vermag,
4) Zunahme der kognitiven *Verarbeitungsgeschwindigkeit,* die es erlaubt, größere Mengen an Information in kürzerer Zeit aufzunehmen.

5.3.4 Störungen der Gedächtnisentwicklung

Gedächtnisprobleme bei Kindern variieren in Abhängigkeit der zugrundeliegenden Erkrankung, Entwicklungs- und Umweltfaktoren stark. Eine fokale Läsion, aber auch diffuse Läsionen in Hirnarealen, die mit gedächtnisrelevanten Strukturen verknüpft sind, führen bei vielen Kindern zu Gedächtnisproblemen. Im Kindes- und Jugendalter gibt es aber nach fokaler Läsion oder

Störung eines umschrieben einseitigen Hirnareals deutlich weniger materialspezifische Gedächtnisprobleme als im Erwachsenenalter.

Nach zerebralen Infektionen (z.B. Meningitis oder Enzephalitis) oder nach hypoxischer Hirnläsion (z.B. Schlaganfall) steigt das Risiko, im Kindes- und Jugendalter Gedächtnisprobleme zu erleiden, vor allem dann, wenn hippocampale Strukturen von der Erkrankung betroffen sind. Generalisierte Hirnläsionen (z.B. Schädel-Hirntrauma) oder Entwicklungsstörungen wie Aufmerksamkeitsdefizit-/Hyperaktivitätsstörung (ADHS) oder Lernstörung (Dyslexie, Dyskalkulie, Lese-Rechtschreibschwäche) können mit unspezifischen Gedächtnisproblemen einhergehen. Diese stehen oftmals mit einer Schwäche der Informationsverarbeitung, der Aufmerksamkeit oder Verarbeitungsgeschwindigkeit in Zusammenhang. Bei ehemals sehr oder extrem frühgeborenen Kindern sind Probleme im Arbeitsgedächtnis häufig zu beobachten.

Bei den meisten Kindern und Jugendlichen mit Gedächtnisstörungen ist vor allem das explizite (episodische und semantische) Gedächtnis beeinträchtigt, die Fähigkeit zum impliziten Lernen bleibt oft bestehen. Bei Gedächtnisstörungen wird unterschieden, ob sich das Problem auf neues oder bereits erlerntes Material bezieht. Die Unfähigkeit, sich neue Informationen zu merken wird anterograde Amnesie (Frischgedächtnis-Störung) genannt, wenn Erinnerung an bereits geschehen Ereignisse ausgelöscht ist, spricht man von einer retrograden Amnesie (Altgedächtnis-Störung). Anterograde Amnesien kommen grundsätzlich häufiger vor als retrograde Amnesien, sind aber im Kindes- und Jugendalter in isolierter Form sehr selten zu beobachten.

Explizite Gedächtnisinhalte sind öfter von Störungen betroffen als implizite Gedächtnisinhalte

Eine umschriebene beidseitige Schädigung des Hippocampus im Kindes- und Jugendalter führt zu Problemen im episodischen Gedächtnis, wohingegen das semantische Gedächtnis verschont bleibt. Dieses spezifische episodische Gedächtnisproblem wird Entwicklungsamnesie genannt und tritt nach hypoxisch-ischämischer Läsion auf (Vargha-Khadem et al., 2003).

5.3.5 Auswirkungen von Gedächtnisproblemen

Gedächtnisprobleme im Kindes- und Jugendalter behindern die Anbahnung und den Erwerb von Wissen und Fertigkeiten und beeinträchtigen dadurch das kindliche Entwicklungspotential. Dementsprechend stehen Gedächtnisprobleme oft in Zusammenhang mit Schulleistungsproblemen und Schwierigkeiten beim Erlernen sozialer Regeln. Die Rolle des Neuropsychologen ist es, die Zusammenhänge zwischen Gedächtnisproblemen und Problemen im schulischen Kontext, im Alltag und im Sozialleben zu verstehen und diese durch Beratung und Therapie zu beeinflussen.

5.3.6 Diagnostische Verfahren zur Untersuchung von Gedächtnisleistungen für Kinder und Jugendliche

Um valide diagnostische Informationen zu erhalten, brauchen wir einerseits ein der Entwicklung angepasstes Gedächtnismodell, das es erlaubt, Gedächtnisprozesse sinnvoll zu erfassen und zu interpretieren. Gut standardisierte Tests mit reliablen Normen über eine weite Altersspanne und das Verständnis dafür, wie Gedächtnisprobleme auf Alltag und Schule einwirken können sind weitere Grundvoraussetzungen zur neuropsychologischen Gedächtnisdiagnostik im Kindes- und Jugendalter.

Bis heute gibt es nur eingeschränkte Möglichkeiten, das Gedächtnis bei jungen Kindern zu erfassen, da deren Kooperation es oftmals nicht erlaubt, verschiedene Gedächtnisprozesse zu testen. Folglich werden Gedächtnisfunktionen bei jungen Kindern (unter sechs Jahren) weder im klinischen noch im wissenschaftlichen Kontext zuverlässig untersucht. Ab dem Schulalter gibt es zahlreiche Tests, die Gedächtnisprozesse nach unterschiedlichen Gedächtnismodellen untersuchen. Zwei umfassende Gedächtnisbatterien stehen für eine breite Altersspanne zur Verfügung. Die Battery for Assessment in Children, Merk- und Lernfähigkeitstest für 6- bis 16-Jährige (BASIC-MLT; Lepach & Petermann, 2008) umfasst verbale und visuelle Lern- und Gedächtnistests. Das Diagnosticum für Cerebralschädigung DCS-II für Kinder ab fünf Jahren erfasst Komponenten des figuralen Lernens und Gedächtnis (Weidlich et al., 2001). Spezifische Komponenten wie das verbale Lernen, den Abruf und das Wiedererkennen können mit dem Verbalen Lern- und Merkfähigkeitstest (VLMT, 6;0–49 Jahre; Helmstaedter et al., 2001), das visuelle Arbeitsgedächtnis mit dem Corsi Block Tapping (5;0–9;0 Jahre; Süss-Burghart, 2010; ab 7;0 Jahren; Schelling, 1997) erhoben werden. Untertests der Kaufman Assessment Battery for Children-II (KABC-II, 3;0–17;11 Jahre, Atlantis, Wortreihe, Zahlen nachsprechen, Handbewegungen; Melchers & Melchers, 2004) und der Wechsler Intelligence Scale for Children-V (WISC-V, 6;0–16;11 Jahre, Zahlennachsprechen, Buchstabenzahlenfolge; Wechsler, 2017) erfassen verbales Lernen, episodisches Gedächtnis sowie verbales und visuelles Arbeitsgedächtnis.

Erfassung verschiedener Gedächtnissysteme (episodisches, semantisches, Kurzzeit-, Arbeitsgedächtnis) und Gedächtnismodalitäten (visuell, verbal) notwendig

5.3.7 Therapie bei Gedächtnisproblemen

5.3.7.1 Arbeitsgedächtnistraining

Da das Arbeitsgedächtnis für das Lesen, Rechnen und das logische Denken und somit für den Schulerfolg von zentraler Bedeutung ist, wird Kindern mit reduziertem Arbeitsgedächtnis oftmals ein *Arbeitsgedächtnistraining* empfohlen. Dieses hat zum Ziel, einerseits die verbale und visuelle Arbeitsgedächtniskapazität durch intensives Üben zu verbessern (naher Transfer) und andererseits die eng mit dem Arbeitsgedächtnis verknüpften Leistungen wie Lesen, Rechnen und logisches Denken zu stärken (ferner Transfer). Der ferne Transfer wird aber in wissenschaftliche Studien immer wieder in Frage gestellt. Im deutschsprachigen Raum sind zwei kommerziell erwerbbare Arbeitsgedächtnistrainings für Kinder und Jugendliche bekannt: CogMed® (www.cogmed.com; Cognitive Medical System, Pearson) und BrainTwister® (http://www.apn.psy.unibe.ch/). Beide Programme beinhalten verschiedene adaptive visuelle und verbale Arbeitsgedächtnisaufgaben. Das computergestützte Arbeitsgedächtnistraining CogMed® kann bei gesunden Kinder und neuropädiatrischen Patienten (Kinder nach Schlaganfall, Schädel-Hirntrauma, Frühgeburt, ADHS) zu Verbesserungen des visuellen (Roberts et al., 2016) und verbalen Kurzzeitgedächtnisses (Eve et al., 2016), des Arbeitsgedächtnisses (Chacko et al., 2014) und des Lesens (Phillips et al., 2016) und zu Leistungssteigerungen in verschiedenen Gedächtnisbereichen (Grunewaldt et al., 2016) führen. Die Befunde sind aber widersprüchlich und die Effektstärken niedrig (Bigorra et al., 2016). In Anbetracht der hohen Kosten, des hohen Zeitaufwands und der Tatsache, dass das Training oftmals einzig auf umschriebene Gedächtnisbereiche eine Wirkung zeigt, kann dieses Trainingsprogramm nicht bedenkenlos empfohlen werden (Roberts et al., 2016).

Das ebenfalls computergestützte Training BrainTwister®, ein adaptives Arbeitsgedächtnistraining, wurde in Schweizer Studien mit gesunden Kindern (Loosli et al., 2012) und sehr frühgeborenen Kindern (Everts et al., 2015) auf seine Wirksamkeit hin überprüft. Gesunde Kinder zeigten in den trainierten Arbeitsgedächtnisaufgaben sowie beim Lesen von Wörtern und Texten stärkere Verbesserungen als jene Kinder, die kein Training bekamen (Loosli et al., 2012). Bei frühgeborenen Kindern kam es nach 20 Trainingseinheiten zu einer deutlichen Verbesserung des verbalen Arbeitsgedächtnisses, welche auch nach sechs Monaten zu beobachten war (Everts et al., 2015). Zusammenfassend kann beobachtet werden, dass Arbeitsgedächtnisprogramme bei Kindern zwar zu einer Verbesserung des Arbeitsgedächtnisses führen können, ein ferner Transfer im Sinne von Verbesserungen nicht-trainierter Leistungsbereiche jedoch nicht eindeutig stattfindet (Redick et al., 2015; Melby-Lervåg & Hulme, 2013) und der Langezeiteffekt der Trainingsprogramme fraglich ist.

Computergestützte Programme zum Trainieren des Arbeitsgedächtnisses

5.3.7.2 Gedächtnisstrategietraining

Ein anderer Trainingsansatz fokussiert weniger auf das intensive Üben eines Gedächtnisbereichs (wie z. B. das Arbeitsgedächtnistraining), sondern auf das Anwenden von Gedächtnisstrategien. Durch solche Strategien können Informationen besser abgespeichert und zu einem späteren Zeitpunkt erfolgreicher abgerufen werden. Häufig angewendete Gedächtnisstrategien sind das innere Wiederholen, die Imagination/Visualisierung oder das Chaining (Kettenmethode). Bei Kindern mit fetaler Alkoholspektrumstörung (Loomes et al., 2008), Kindern mit Down-Syndrom (Conners et al., 2008) und Kindern nach Schlaganfall (Yerys et al., 2003) wurde beschrieben, dass das Anwenden einzelner Gedächtnisstrategien zu Verbesserungen des Gedächtnisses führen kann.

Im deutschsprachigen Raum gibt es zwei Gedächtnisstrategietrainings, in denen verschiedene Strategien im Einzelsetting auf spielerische Art und Weise vermittelt und geübt werden. Beide Trainings wurden von den Autorinnen auf ihre Wirksamkeit hin überprüft. Während der zehnwöchigen Durchführung des Gedächtnisstrategietrainings REMINDER (Lepach & Petermann, 2010), werden im Rahmen einer Hintergrundgeschichte zehn Gedächtnisstrategien vermittelt, was zu einer langfristigen Verbesserung im visuellen und verbalen Gedächtnis und zu einer kurzfristigen Verbesserung des Arbeitsgedächtnisses führte (Lepach & Petermann, 2010). Das Memo-Training (Everts & Ritter, 2013) vermittelt fünf Gedächtnisstrategien, die in eine kindgerechte Rahmengeschichte eingebettet sind, wobei alle Übungsblätter kostenfrei online verfügbar sind. Die vierwöchige Durchführung des Memo-Trainings führte zu kurz- sowie langfristiger Verbesserung verschiedener Gedächtnisbereiche und zu einer Verbesserung des Kopfrechnens (Everts et al., 2015). Auf neuronaler Ebene wird nach dem Memo-Training eine Abnahme der Intensität der Gehirnaktivierungen innerhalb des fronto-parietalen Arbeitsgedächtnisnetzwerkes beschrieben (Everts et al., 2015). Das Erlernen und Anwenden von Gedächtnisstrategien kann Kindern zu besserer Metakognition und mehr kognitiver Flexibilität verhelfen, können sie doch durch die Kenntnis verschiedener Gedächtnisstrategien flexibel und situationsbedingt die eine oder andere Strategie beziehen und so das Abspeichern und Abrufen von Gedächtnisinhalten optimieren.

Kindgerechte Gedächtnisstrategien zur Förderung des Abspeicherns und Abrufens von Informationen

5.4 Visuo-räumlich-konstruktive Fähigkeiten

5.4.1 Taxonomie visuo-räumlich-konstruktiver Fähigkeiten

Visuelle Wahrnehmungsleistungen setzen sich aus unterschiedlichen und komplexen Prozessen der Aufnahme und Verarbeitung von Sehinformationen zusammen. Dementsprechend groß ist die begriffliche Vielfalt, die in der Literatur in diesem Kontext verwendet wird. Grundsätzlich werden jedoch visuelle Basisleistungen (z. B. Sehschärfe, Okulomotorik), visuo-perzeptive (z. B. Gesichtsfeld, Farbwahrnehmung) und visuo-kognitive Verarbeitungsleistungen (z. B. Figur-Grund-Unterscheidung, Größenkonstanz) unterschieden. Diese Bereiche stehen im alltäglichen Handeln in enger Interaktion bzw.

Taxonomie visuo-räumlich-konstruktiver Funktionen: visuelle Basisleistungen, visuo-perzeptive und visuo-kognitive Leistungen

bauen hierarchisch aufeinander auf. So können z.B. Störungen der Visuo-Perzeption zu Störungen der Visuo-Kognition führen (Zihl, 2009).

5.4.2 Neuroanatomische Korrelate der visuo-räumlichen Verarbeitung

Die primäre visuelle Informationsverarbeitung erfolgt von der Retina über den Sehnerv zum Corpus geniculatum laterale und endet in der primären visuellen Rinde (Brodmann Areal 17, visuelles Areal 1, V1) im okzipitalen Kortex. Allgemein etabliert hat sich inzwischen die Annahme von in zwei funktional und anatomisch verschiedenen Systemen zur Verarbeitung visueller Informationen: Das magnozelluläre okzipito-parietale Projektionssystem (M-System, Dorsaler Pfad) ist spezialisiert auf die Verarbeitung räumlicher Reize und Bewegungsmuster („Wo-Pfad"). Das parvozelluläre okzipito-temporale Projektionssystem (P-System, Ventraler visueller Pfad) kodiert in erster Linie Formen und Farben („Was-Pfad"). Schädigungen des dorsalen Projektionssystems führen in erster Linie zu Problemen in der visuellen Orientierung, während Schädigungen im „Was-Pfad" zu kortikaler Blindheit bzw. dem Verlust von visueller Erkennungsfähigkeit führen können.

Dorsaler Pfad – „Wo-Pfad", Ventraler Pfad – „Was-Pfad"

5.4.3 Entwicklung der visuo-räumlichen Verarbeitung

In der vierten Schwangerschaftswoche bilden sich die optischen Vesikel als Grundbausteine des Auges. Die entsprechenden zentralnervösen Verarbeitungsstrukturen entwickeln sich ca. von der 13. bis zur 15. Schwangerschaftswoche. In der Retina werden ungefähr im zweiten bis vierten Schwangerschaftsmonat unterschiedliche Zelltypen gebildet, allerdings ist die retinale Reifung zum Zeitpunkt der Geburt nicht abgeschlossen. Insbesondere in der *Fovea centralis* ist die Rezeptordichte bei Geburt noch deutlich geringer, weshalb auch die Sehschärfe des Neugeborenen nicht der eines Erwachsenen entspricht. Die Myelinisierung kortikaler Bahnen sowie die zunehmende Dendritendichte und Ausdifferenzierung des visuellen Kortex gelten als weitere Gründe für die sich erst entwickelnde Sehschärfe (Atkinson, 2000). Die ehemals populäre Hypothese, dass die geringere Sehschärfe des Neugeborenen durch die mangelnde Akkomodationsfähigkeit des Linsenkörpers zustande kommen soll, gilt vor dem Hintergrund dieser Erkenntnisse als überholt. Visuell evozierte Potentiale (VEP) lassen sich ab der ca. 24. Schwangerschaftswoche nachweisen, die Latenzzeiten von Blitz-VEP entsprechen schon mit drei Monaten ungefähr denen von Erwachsenen. Muster-Umkehr-VEP (Schachbrettmuster) entwickeln sich erst nach dem ersten Lebensjahr und erreichen mit ungefähr sechs Jahren Werte vergleichbar zu Erwachsenen. Innerhalb des ersten Lebensjahres entwickeln sich Sehschärfe, Kontrastsehen,

Entwicklung in Interaktion mit der motorischen und Verhaltensentwicklung: zuerst im Nahraum, dann im Fernraum

Tiefenwahrnehmung, Form- und Objektwahrnehmung sowie Gesichtswahrnehmung als distinkte visuo-sensorisch-perzeptive Leistungen deutlich voran.

In der kindlichen Entwicklung der peripheren visuellen Wahrnehmung lassen sich funktional unterschiedliche Entwicklungsbereiche visuell gesteuerten Verhaltens unterscheiden: 1) Entwicklung der visuellen Sensorik insbesondere mit Bezug zum visuellen Nahraum: Neugeborene suchen noch kaum nach Objekten und reagieren eingeschränkt auf visuelle Reize. Bereits im Alter von drei Monaten können sie jedoch ihre Aufmerksamkeit zwischen Objekten verlagern und unterscheiden schon Texturen und Objekte. 2) Entwicklung visuell unterstützten motorischen Verhaltens im Nahraum (z.B. Greifen): Sobald ein Säugling mit ca. fünf Monaten gezielt nach einem Gegenstand zu greift, beginnt er räumliche Merkmale zu verarbeiten. Tiefenkriterien (z.B. Größe, Verdecken) werden nach und nach erkannt. 3) Entwicklung der visuellen Wahrnehmung und Orientierung im visuellen Fernraum (z.B. Fortbewegung, Wegeplanung).

5.4.4 Störungen der visuo-räumlichen Wahrnehmungsverarbeitung

Die visuelle Wahrnehmung und Wahrnehmungsverarbeitung kann auf sehr unterschiedliche Art und Weise gestört werden. *Okulär bedingte Sehstörungen* betreffen den Sehapparat vor dem Chiasma opticum, z.B. in Form von Schädigungen der Netzhaut, des Sehnervs oder der Eintrittsstelle des Sehnervs in die Retina. Beeinträchtigungen der Sehschärfe, der Kontrast- und Helligkeitswahrnehmung, Augenmuskelerkrankungen oder Störungen der Okulomotorik (Augenbewegungsstörungen) können als *Störungen der visuellen Basisleistungen* zusammengefasst werden. Unter die *visuo-perzeptiven Störungen* zählt man Gesichtsfeldausfälle, Störungen des binokulären Tiefensehens oder Störungen der Farbwahrnehmung. Zu den *visuo-kognitiven Störungen* zählen Schwierigkeiten in der Differenzierung von Formen und Figuren, in der Figur-Grund-Unterscheidung und der Größenkonstanz. Sobald Aspekte der räumlichen Verarbeitung mit betroffen sind, wird von *visuo-räumlichen Störungen* gesprochen. Es kann dabei zu Problemen in der Verarbeitung von räumlichen Informationen kommen, was sich z.B. auf die Distanzeinschätzung von Personen, Gegenständen usw. auswirkt. Auch abstrakte Merkmale (Längen, Größen) werden fehleingeschätzt. Sind Leistungen mit realen bzw. gedanklichen Handlungen im dreidimensionalen Raum betroffen (z.B. Perspektivenwechsel, Wege planen), wird von *räumlich-topographischen Störungen* gesprochen. Auf der Ebene *kognitiver Operationen* ist bei visuo-räumlichen Störungen z.B. die Fähigkeit zur mentalen Rotation betroffen. Weitergehende visuo-räumliche Störungen betreffen z.B. die Fähigkeit gedankliche Opera-

Störungen der visuo-räumlich-konstruktiven Fähigkeiten zeigen sich in alterstypischen Spiel- und Alltagshandlungen

tionen in konkrete Tätigkeiten umzusetzen, also die *visuo-räumliche Konstruktion*. Diese Probleme zeigen sich in vielen Alltagshandlungen bei Kindern, die eine Umsetzung räumlicher Operationen erfordern, z. B. beim Puzzlespiel, beim Bauen mit Bausteinen, aber auch beim Packen von Taschen, beim Wechseln von Kleidung oder Schuhe binden.

Tabelle 5.2: Visuo-perzeptive und visuo-kognitive Funktionsstörungen und Schädigungsorte

Funktion	Schädigungsorte
Gesichtsfeld	Postchiasmatische Sehbahn, primäre visuelle Rinde (V1)
Visus, Kontrastsehen	Postchiasmatische Sehbahn, unvollständige Schädigung insb. Foveale Anteile der primären visuellen Rinde (V1), okzipito-temporale Areale
Farbsehen	Hintere Anteile der medialen bzw. lateralen Gyri (G. lingualis, G. fusiformis)
Stereopsis	Rechtsseitige parieto-okzipitale Areale
Formsehen	Okzipito-temporale Areale
Aufmerksamkeitsfeld (Balint-Syndrom)	Bilaterale posterior-parietale Läsion, einschließlich des parieto-frontalen Marklagers

Benton (Benton, 1967) beschreibt in seiner klassischen Definition visuo-konstruktiver Störungen eine Störung in der Analyse von einzelnen räumlichen Elementen und ihrer räumlichen Beziehungen zueinander sowie eine Störung der Synthese der einzelnen Elemente zu einer Ganzheit. Visuo-räumlich-konstruktive Störungen im Kindesalter sind eng verbunden mit Lernstörungen sowohl im Lese-Rechtschreiberwerb als auch in mathematischen Fähigkeiten. Nach dem Konzept der *Nonverbal Learning Disorder* (NLD; Rourke, 1995) führen primäre neuropsychologische Defizite in der (visuellen) Wahrnehmung zu sekundären Problemen in der (visuellen) Aufmerksamkeitssteuerung, was wiederum zu tertiären Problemen in Gedächtnis, Konzeptbildung und Problemlöseverhalten führt. Dabei können verbale Defizite auftreten, die schulische Leistungsprobleme und auch sozial-emotionale Defizite zur Folge haben können. Demzufolge werden Lernstörungen als Folge und nicht als Ursache der visuellen Wahrnehmungsstörung angesehen. Obwohl die wissenschaftliche Fundierung dieses Konzeptes unzureichend ist, ist es zumindest in USA und Kanada weit verbreitet und anerkannt und wurde auch im deutschsprachigen Raum wieder aufgegriffen. Als Folge davon wird eine differenzierte Betrachtung der grundlegenden aufmerksamkeitsbedingten, visuo-kognitiven und visuo-konstruktiven Störungen für Lese-Rechtschreibstörungen und Rechenstörungen im Sinne von *Nichtsprachlichen Lernstörungen (NSL)* vorgeschlagen (Petermann et al., 2010).

Bei einigen genetischen Syndromen bzw. neurologischen Störungsbildern gelten räumlich-konstruktive Störungen als syndromspezifisch. So wird z. B. bei Kindern mit Williams-Beuren-Syndrom häufig eine Diskrepanz zwischen relativ starken, teils altersentsprechenden sprachlichen Fähigkeiten und deutlich ausgeprägten Schwächen in der visuo-räumlichen Konstruktion und den zeichnerischen Fähigkeiten berichtet (Farran et al., 2003; Sarimski, 2003). Studien an verschiedenen klinischen Gruppen mit Williams-Beuren-Syndrom zeigten relativ gute Fähigkeiten der Probanden in der Gesichtserkennung auf, während die Fähigkeiten der räumlichen Wahrnehmung und der visuo-motorischen Koordination stark eingeschränkt waren. Die Ursache für diese spezifischen Defizite wird in einer Störung der dorsalen Route der visuellen Verarbeitung angenommen (Nakamura et al., 2001). Allerdings wird eine Mitbeteiligung frontaler Netzwerke diskutiert, insbesondere mit beeinträchtigter Inhibition bei räumlichen Aufgaben und mit einer weniger ausgereiften Blicksteuerung (Atkinson et al., 2003).

Räumlich-konstruktive Störungen bei einigen genetischen Syndromen als Folge spezifischer Störungen des Dorsalen Pfads

Auch bei anderen prä- oder perinatal entstandenen Störungen scheint die visuo-räumliche Wahrnehmung besonders sensibel betroffen zu sein. So werden z. B. bei Kindern mit Spina Bifida oder einem kongenitalen Hydrozephalus Schwächen in der Visuomotorik, der visuell-räumlichen Wahrnehmung und Verarbeitung sowie Rechenstörungen überzufällig oft beschrieben (Wiedenbauer & Jansen-Osmann, 2006). Ein multifaktorielles Bedingungsgefüge ist anzunehmen, insbesondere sind gerade bei diesen Grunderkrankungen Zusammenhänge mit motorischen Störungen anzunehmen. Eine periventrikuläre Leukomalazie als häufige Komplikation bei Frühgeburt führt vorwiegend zu motorischen Beeinträchtigungen, steht aber vermutlich auch mit kognitiven und räumlich-konstruktiven Störungen in Zusammenhang (Fazzi et al., 2004). Insgesamt wird von einer höheren Vulnerabilität der dorsalen Projektionen im Vergleich zum ventralen Pfad ausgegangen *(dorsal-stream-vulnerability)*.

5.4.5 Prävalenz und Klassifikation von visuellen Wahrnehmungsstörungen

Visuelle Wahrnehmungsstörungen treten im Kontext von ZNS-Schädigungen häufig auf, sind jedoch hinsichtlich ihrer Entstehung und Beeinflussbarkeit im Vergleich zu anderen Funktionsbereichen deutlich weniger erforscht und verstanden. Prävalenzangaben sind dementsprechend ungenau und liegen z. B. für die Nonverbal Learnings Disorders bei 0,1 % bis 1 % (Thompson, 1997; Cornoldi et al., 2003). Je nach Definition wird eine Gleichverteilung bei beiden Geschlechtern angenommen (Rourke, 1989) oder eine erhöhte Häufigkeit bei Jungen (Forrest, 2004).

Verschiedentlich wurde vorgeschlagen, Störungen in diesem Funktionsbereich analog zur auditiven Verarbeitungs- und Wahrnehmungsstörung als visuelle Verarbeitungs- und Wahrnehmungsstörung (VVWS) zu klassifizieren und auf die gesamten komplexen neuronalen Prozesse zu beziehen, einschließlich der Funktion des Sehnervs, wie der Funktion subkortikaler und kortikaler Netzwerke. In Klassifikationssystemen wie der ICD-10 oder dem DSM-IV/DSM-5 kommen jedoch visuelle Wahrnehmungsstörungen nicht als eigenständige Diagnosen vor. Wenn eine Schädigung oder Funktionsstörung des Gehirns als Ursache bekannt ist, können visuelle Wahrnehmungsstörungen als „leichte kognitive Störung aufgrund einer Schädigung oder Funktionsstörung des Gehirns oder einer anderen körperlichen Erkrankung" (ICD-10 F06.7) kodiert werden. Liegt keine nachweisbare organische Ätiologie vor oder wird eine Entwicklungsstörung als Ursache angenommen, kann bei Vorliegen einer visuellen Wahrnehmungsstörung z. B. die Restkategorie „andere Entwicklungsstörungen" (ICD-10 F88) verwendet werden. Zur näheren Differenzierung werden in der Mehrdimensionalen Bereichsdiagnostik der Sozialpädiatrie (Rosenkötter et al., 2007) vier ergänzende Diagnoseziffern vorgeschlagen, um einzelne Schwerpunkte der visuellen Wahrnehmungsstörung zu kodieren (F88.x2 visuelle Raumlageerfassung, F88.x3 visuelle Erfassung und Differenzierung, F88.x3 visuelle Figur-Grund-Wahrnehmung, F88.x6 visuo-motorische Koordinationsstörung). Diese ergänzende Klassifikation muss jedoch weiter begründet werden. In der CHC-Theorie der Intelligenz spricht man von „visueller Intelligenz" im Sinne breiter Fähigkeiten und subsummiert dabei visuelle Verarbeitung und visuelle Wahrnehmung (visuell processing, visual perception). Visuelle Verarbeitung ist demensprechend definiert als Fähigkeit, visuelle Reize zu analysieren und synthetisieren, visuelle Formen und Gestalten wahrzunehmen und damit umzugehen. Bei entsprechend diskrepanten Leistungen in einem Intelligenztestverfahren ist zudem eine Einordnung als „dissoziierte Intelligenz" (ICD-10 F78) möglich.

5.4.6 Auswirkungen von Funktionsstörungen auf Lernen und die emotionale Entwicklung

Störungen der visuellen Wahrnehmung wirken sich auf unterschiedliche Lern- und Lebensbereiche von Kindern aus. Zum einen können sie in Zusammenhang mit Schwächen in der Graphomotorik im schulischen Kontext mit Einschränkungen im Schriftspracherwerb einhergehen. Das Leseverständnis ist bei Störungen der visuellen Wahrnehmung stärker betroffen als das Lesetempo, was mit einer Störung visuo-kognitiver Leistungen erklärbar ist. Ebenso häufig werden Probleme im mathematischen Denken und in naturwissenschaftlichen Fächern beschrieben, wobei die Ätiologie dieser Schwierigkeiten und der Zusammenhang zu Störungen der visuellen Wahrnehmung ungeklärt ist. Denkbar ist, dass die Repräsentation des Zahlenstrahls im Sinne einer visuo-räumlichen Repräsentation gestört ist (Aster et al., 2006). Probleme im Schätzen von Größen und Mengen, dem Platz-Wert-System oder aber Probleme in der Vorstellung des Übertrags beim schriftlichen Rechnen können ebenfalls als Konsequenzen von visuellen Wahrnehmungsstörungen interpretiert werden (Schroeder, 2010).

Dem Konzept der Nonverbal Learning Disabilities (NLD) bzw. der Nichtsprachlichen Lernstörung (NSL) zufolge zeigen Kinder mit NLD/NSL häufig sekundäre Probleme in den Bereichen der kognitiven Strategiebildung, der visuellen Analyse, visuo-figuralen Merkfähigkeit und der visuellen Aufmerksamkeit. Diese Störungen führen wiederum zu Einschränkungen in verschiedenen Lern- und Alltagsbereichen, z. B. durch Störungen der Graphomotorik, des Lesens oder in Gestalt einer Rechenstörung. Auf Ebene der sozial-emotionalen Entwicklung werden Anpassungsschwierigkeiten an neue Situationen geschildert, Fixierung auf Routinen, Fehlinterpretation sozialer Beziehungen (Störung der Analyse/Bewertung des sozialen Raumes), was insgesamt mit einer erhöhten Rate von internalisierenden Verhaltensproblemen einhergeht.

Visuelle Wahrnehmungsstörungen können mit Lese- und Rechtschreibstörungen und mit Rechenstörungen einhergehen

5.4.7 Diagnostik visuo-räumlich-konstruktiver Leistungen

Sobald die Anamnese Hinweise auf eine visuo-räumliche Störung gibt, sollte eine augenärztliche oder neuro-ophtalmologische Untersuchung der visuellen Basisleistungen erfolgen, um z. B. Störungen des Gesichtsfeldes, der Sehschärfe oder der Okkulomotorik wenn möglich mithilfe valider apparativer Untersuchungsmethoden auszuschließen. Bei Kindern sind diese Untersuchungen entwicklungsbedingt teils nur eingeschränkt möglich (z. B. Durchführung einer Perimetrie zur Bestimmung des Gesichtsfeldes bei Kleinkindern oder bei Schulkindern mit schweren Entwicklungsstörungen). Mögliche Schädigungsorte für verschiedene visuo-perzeptive und visuo-kognitive Störungen sind in Tabelle 5.2 zusammengefasst. Im weiteren Verlauf der neuropsychologischen Diagnostik sollten verschiedene Aspekte der Informationsverarbeitung (visuo-kognitiv, visuo-räumlich, visuo-konstruktiv) differenziert untersucht werden. Dies gelingt am besten durch die Kombination verschiedener Verfahren und eine gezielte Verhaltensbeobachtung während sämtlicher Untersuchungsschritte. Zur Diagnostik visuo-räumlicher Leistungen sollten mindestens ein *Mosaik-Test* (z. B. aus WISC V oder K-ABC-II) und ein *Abzeichen-Test* durchgeführt werden. Über die standardisierte Auswertung hinaus liefern die Beobachtungen während dieser Verfahren wichtige Hinweise auf Probleme in den verschiedenen Teilaspekten der visuo-kognitiven und/oder visuo-räumliche-konstruktiven Leistungen. Bei der Auswahl eines

Mosaik-Tests sollte der Untersucher die verschiedenen Herausforderungen durch das Material und durch die visuo-räumlichen Stimuli abschätzen. Auffälligkeiten bei der Bearbeitung von anderen Aufgaben aus einem Intelligenztest (siehe auch Tabelle 5.3) können weitere wichtige Hinweise geben. Auch die verfügbaren Abzeichen-Tests unterscheiden sich hinsichtlich ihrer Anforderungen an visuo-kognitive Leistungen.

Tabelle 5.3: Diagnostik visueller Wahrnehmungsleistungen mit dem WISC V [Modifiziert und ergänzt nach Petermann et al., 2010, p. 93]

UT	Visuelle Wahrnehmungsleistung	Bedeutung für Diagnostik
MT	Figur-Grund-Differenzierung, mentales Zerlegen der Figur Beurteilung der Diagonale, mentales Rotieren, gedankliches Probehandeln, räumlich-konstruktives Handeln	Screening für visuo-kognitive und visuo-räumliche Funktionen Verhaltensbeobachtung der Auge-Hand-Koordination, Lösungsstrategien, Fehlerkontrolle etc.)
MZ	Beurteilen von Größe, Farbe, Lage mentales Spiegeln, Probehandeln	Insbesondere auf Itemebene wichtige Hinweise möglich (Items 24, 26, 33 etc.)
ZST	Visuelle Diskriminationsfähigkeit von Spiegelungen, Klappungen Visuelles Arbeitsgedächtnis	Zusätzliche Informationen bei ausgeprägten Störungen, Beobachtung der Fein- und Graphomotorik, des Arbeitstempos, Hinweise auf Probleme in der visuellen Aufmerksamkeit und nachfolgenden Problemen im Tempo.
SYS	visuelle Differenzierung von Klappungen, Spiegelungen	Zusätzliche Informationen bei ausgeprägten Störungen, Beobachtung der Fein- und Graphomotorik, des Arbeitstempos, Hinweise auf Probleme in der visuellen Aufmerksamkeit und nachfolgenden Problemen im Tempo.

Anmerkungen: UT Untertest aus WISC V; MT Mosaik-Test; MZ Matrizen-Test; ZST Zahlen-Symbol-Test; SYS Symbol-Suche.

Zur Diagnostik visuo-räumlich-konstruktiver Störungen schlägt Schroeder (2015) ein gestuftes Vorgehen vor: In einem ersten Screening-Schritt sollten zunächst ein Mosaiktest und ein Abzeichen-Test durchgeführt werden. Bei Auffälligkeiten (Ergebnisse > 1 *SD* unterhalb der Altersnorm) soll ein Intelligenztest komplettiert werden, um eine globale Entwicklungsstörung auszuschließen. Außerdem sollten die Diskrepanzen zwischen Mosaik-Test und den Index-Werten kritisch analysiert werden. Hinweise, wie aus verschiedenen Untertests des WISC V wertvolle Informationen für die qualitative Analyse gewonnen werden können, sind in Tabelle 5.3 zusammengefasst. Im nächsten Schritt sollen dann weitere kognitive Funktonen untersucht und die visuo-räumlichen Funktionen noch ausführlicher diagnostisch beschrieben. Ausführliche Darstellungen der Verfahren und Vorschläge zur Diagnostik finden sich u. a. bei Schroeder (2010, 2015), Petermann et al. (2010) und Muth-Seidel und Petermann (2008).

5.4.8 Therapie visueller Wahrnehmungsstörungen

Im deutschsprachigen Raum haben insbesondere ergotherapeutische Behandlungsprogramme ihre Therapieschwerpunkte auf visuo-perzeptive und visuokognitive Wahrnehmungsleistungen konzentriert. Zwei Therapiekonzepte haben sich dabei besonders durchgesetzt: Das *Training der visuellen Wahrnehmung nach Frostig* (Frostig & Horne, 1964) und die *Sensorische Integrationstherapie nach* Ayres (Ayres, 1972). Das Frostig-Programm basiert auf den Arbeiten von Marianne Frostig aus den 50er Jahren des letzten Jahrhunderts, und richtet sich vorwiegend an Kinder mit Lernschwierigkeiten. Lern- und Entwicklungsstörungen werden als Folge von Wahrnehmungsstörungen verstanden. Der visuellen Wahrnehmung kommt in diesem Erklärungsmodell eine besonders wichtige Rolle zu. Das Therapieprogramm ist als Einzel- oder Gruppenintervention geeignet und richtet sich vorrangig an Kinder zwischen drei und acht Jahren mit Lernstörungen bzw. mit zusätzlich geistiger Behinderung. Allerdings eignet sich das Trainingsmaterial nicht für Kinder mit deutlichen motorischen Beeinträchtigungen. Es besteht aus Übungen zur Verbesserung der visuellen Wahrnehmung, zur Verbesserung der Grob- und Feinmotorik und zum Training der taktilen und kinästhetischen Wahrnehmung. Die Wirksamkeit des Programmes wurde verschiedentlich überprüft. Eine Meta-Analyse über US-amerikanische Studien fand geringe Effektstärken und keine signifikanten Verbesserungen von späteren Schulleistungen durch das Training. Eine zusammenfassende Analyse einiger deutscher Studien (Elsner & Hager, 1995) fand ebenfalls nur geringe Leistungssteigerungen. Ein unspezifisches Denktraining erwies sich sogar als effektiver als das Wahrnehmungstraining.

Auch die *Sensorische Integrationstherapie nach Jean Ayres* wurde ursprünglich zur Förderung von Kindern mit Lernstörungen konzipiert. Als sensorische Integration wird die Koordination und Interpretation der durch einzelne Sinnesmodalitäten aufgenommenen Reize verstanden. Ayres nimmt an, dass die Reifung der sensorischen Integration analog zur biologischen Reifung des zentralen Nervensystems erfolgt. Die Therapie zielt darauf ab, diese Reifungsprozesse zu beeinflussen und zu beschleunigen. Zunächst soll durch Übung motorischer Muster und gezielte vestibuläre, taktile Stimulation (z. B. durch Schaukeln, Bürsten) die sensorische Integration verbessert werden, was in der Theorie höher angesiedelte Integrationsprozesse positiv beeinflusst. Auch für dieses Programm besteht eine deutliche Diskrepanz zwischen der hohen Beliebtheit in der klinischen Praxis und der geringen Evidenz für Wirksamkeit (Karch et al., 2002). Da der Ansatz nicht spezifisch für visuelle Wahrnehmungsstörungen konzipiert ist, gibt es keine Studien zur Wirksamkeit in diesem Bereich. Aufbauend auf der konzeptionellen Arbeit von Ayres wurde eine Weiterentwicklung besonders zur Verbesserung räumlich-konstruktiver Fähigkeiten vorgestellt und evaluiert (Bein-Wierzbinski, 2005). In einer Evaluationsstudie wurden signifikante Verbesserungen in einem Formen-Reproduktionstest durch ein neuromotorisches Training des Aufrichtungsprozesses gefunden, allerdings bleibt die spezifische Wirksamkeit dieser Ansätze auf räumlich-konstruktive Störungen unklar.

Eine Vielzahl von Fördermöglichkeiten visueller Wahrnehmungsleistungen bietet sich durch anregendes Spielmaterial (Bauklötze, Steckbausteine, Regelspiele). Eingebettet in andere psychoedukative Ansätze oder auch im Rahmen eines umschriebenen Trainings visueller Wahrnehmungsleistungen stellen diese Materialien für Kinder oft einen motivierenden Ansatz dar, sich mit den Problembereichen zu beschäftigen. Auch aus dem Feld der Computer-Spiele gibt es eine Vielzahl von anregenden Spielideen, die jedoch jeweils gut mit den Vorlieben der Kinder abgestimmt werden müssen. In den aktuellen computergestützten neuropsychologischen Trainingsprogrammen COGPACK® (Marker, 2010) und RehaCom (HASOMED, 2010) sind ebenfalls zahlreiche Übungen zum Training visueller Wahrnehmungsleistungen enthalten, die auch für Kinder gut anwendbar sind.

Im Gegensatz zum Erwachsenenalter liegen für Kinder nur einige wenige manualisierte und evaluierte Therapieprogramme zur Behandlung visuo-räumlich-konstruktiver Störungen vor: Das Gruppentrainingsprogramm DIMENSIONER (Muth et al., 2001) und das Einzeltraining DIMENSIONER II (Muth-Seidel & Petermann, 2008) sowie das Neuropsychologische Therapieprogramm für Kinder mit räumlich-konstruktiven Störungen, Kleine Aufbau-Therapie KLABAUTER (Schroeder, 2015) basieren auf den Elementen der Restitution und Kompensation im Sinne einer neuropsychologischen Therapie. Dabei beziehen sie verhaltenstherapeutische Elemente (Belohnungs- und Motivationssysteme, Token-Systeme) mit ein. Durch direkte und indirekte Strategien sollen visuo-räumliche und räumlich-konstruktive Fähigkeiten trainiert werden, Wissen über visuelle Reize vermittelt und der Alltagstransfer gefördert werden sowie Strategien im Umgang mit dem Problem erarbeitet werden. Die Übungen umfassen z. B. Visualisierungsübungen, Übungen zum perspektivischen Zeichnen und Abzeichnen, sowie Übungen zum Sprechen über räumliche Beziehungen und zur Assoziation mit anderen Wahrnehmungsmodalitäten. Die Programme stellen relativ hohe Anforderungen an die kognitiven Fähigkeiten der Kinder und eignen sich nicht für Kinder mit IQ<70. Die Programme DIMENSIONER I und II richten sich an Kinder zwischen sieben und 14 Jahren, während das Programm KLABAUTER bei jüngeren Kindern im Alter von fünf bis 10 Jahren zum Einsatz kommen kann. Außerdem ist das Programm KLABAUTER modular aufgebaut, so dass eine individualisierte Durchführung möglich ist. In Abhängigkeit von Störungsschwerpunkten werden die Module ausgewählt und nach Schwierigkeit geordnet durchgeführt. Das Therapiematerial beider Programme ist digital auf einer CD-ROM verfügbar. Für beide Verfahren wurden im Rahmen von Evaluationsstudien Verbesserungen der visuo-räumlichen Leistungen nachgewiesen (Muth-Seidel & Petermann, 2008; Schroeder, 2010, 2015), die jedoch in kontrollierten Studiendesigns weiter bestätigt werden müssen.

5.5 Sprache

5.5.1 Taxonomie der Sprachfunktionen

Die *Prosodie* (der Sprachklang) beinhaltet die Betonung und die Satzmelodie. Sie teilt einen Textfluss in bedeutsame Einheiten auf oder bestimmt, ob ein Satz eine Aussage oder eine Frage darstellt. Sie kann wichtige Teile eines Satzes betonen oder Emotionen vermitteln. Die *Phonologie* (Lautlehre) beschreibt die Funktion der einzelnen Laute. Ein *Phonem* ist die kleinste bedeutungsunterscheidende linguistische Einheit (da „Test“ etwas anderes bedeutet als „Fest“, sind /t/ und /f/ Phoneme). Die *Semantik* (Bedeutungslehre) beschreibt die Entstehung von Bedeutung. Bedeutung entsteht auf Laut-, Wort-, Satz- und Kontext-Ebene. Eine wichtige Untereinheit der Semantik ist das *Lexikon* (Wortschatz). Es besteht eine enge Verbindung zur *Syntax,* da die Bedeutung durch Veränderungen im Satzaufbau abgewandelt werden kann („Die Hyäne frisst das Gnu“ vs. „Das Gnu frisst die Hyäne“). Die *Syntax* (Satzlehre) beschreibt die Regeln zum Zusammenfügen von Worten zu größeren Einheiten bis hin zum Satz. Die *Morphologie* (Formenlehre), beschäftigt sich mit der Struktur und dem Aufbau von Wörtern. Hierzu zählen Konjugation und Deklination, Zeitformen der Verben oder die Steigerungsformen der Adjektive. Bei der *Pragmatik* handelt es sich um die „Handlungsaspekte“ beim Sprechen, also um alles, was unabhängig von der Semantik ist. Der *Diskurs* beschreibt, wie Inhalte in einem Gespräch oder einem Text auf einander aufbauen oder sich aufeinander beziehen.

Taxonomie der Sprachfunktionen: Prosodie, Phonologie, Morphologie, Syntax, Semantik und Pragmatik

5.5.2 Neuroanatomische Korrelate

Die Sprachfunktionen werden in einem bei den meisten Menschen stark links lateralisierten, weit über das Gehirn verteilten Netzwerk gesteuert. Weitläufig bekannt ist das Wernicke-Lichtheim-Geschwind-Modell, das aufgrund von Läsions-Studien an Erwachsenen entwickelt wurde. In diesem Modell werden ein Teil des inferioren frontalen Gyrus („Broca-Areal“), der posteriore superiore temporale Gyrus („Wernicke-Areal"), der *Gyrus supramarginalis* und die diese Regionen verbindenden Fasern *(Fasciculus longitudinalis)* als wichtigste Komponenten des Sprachnetzwerks angenommen. Es hat bis heute Gültigkeit, wurde jedoch in den letzten Jahrzehnten verfeinert und vor allem hinsichtlich der beteiligten Faserverbindungen ergänzt (Brauer et al., 2013). Inzwischen teilt man die beteiligten Faserverbindungen in einen dorsalen (v.a. *Fasciculus longitudinalis*) und einen ventralen Pfad (v.a. Fasersystem der *Capsula extrema* und *Fasciculus uncinatus*) auf, die verschiedene Entwicklungsverläufe zeigen.

Die funktionellen Zuordnungen zu den Komponenten des Sprachnetzwerks sind inzwischen detailliert und vielfältig geworden. Dennoch stimmt wohl nach wie vor die grobe Annahme, dass die frontalen Anteile des Sprachnetzwerks vor allem für Sprachproduktion und Syntax wesentlich sind, die temporalen Anteile dagegen für Sprachverständnis und Semantik.

5.5.2 Sprachentwicklung

Vorschulkinder sind kompetente Sprecher, aber die Sprachentwicklung läuft bis ins Erwachsenenalter

Die Entwicklung der Sprache verläuft in festen Phasen, jedoch mit individuell variabler Dynamik. Das Durchschnittsalter, in dem die Meilensteine des Spracherwerbs bewältigt werden, liegt innerhalb eines breiten Normbereichs. Bis zum Alter von 12 Jahren machen Hirnreifungsprozesse das Kind besonders sensibel für sprachlichen Input, danach ist der Erstspracherwerb fast unmöglich. Während Vorschulkinder bereits kompetente Sprecher ihrer Muttersprache sind, weiß man heute, dass die Sprachentwicklung bis ins Erwachsenenalter andauert. Allerdings werden die Entwicklungsfortschritte zunehmend subtiler, individuell variabler und schwieriger zu erfassen. Auch werden abstrakte kognitive Fähigkeiten immer relevanter (Nippold, 2007). Neurofunktionelle Studien bestätigen das Bild dieser langdauernden Entwicklungsdynamik: Die Linkslateralisierung des Sprachnetzwerks verstärkt sich bis ins Erwachsenenalter (Everts et al., 2009).

Schon im Mutterleib lernen Föten den Klang ihrer Muttersprache kennen. Da nur grobe Einheiten und hohe Frequenzen durch das Fruchtwasser zum Kind dringen, werden die meisten Informationen, die über die *Prosodie* hinausgehen, herausgefiltert. Ein Neugeborenes beruhigt sich durch die Stimme seiner Mutter leichter als durch die Stimme einer fremden Frau. Auch lauscht es interessierter einer Erzählung in seiner Muttersprache als in einer Fremdsprache, da ihm der Klang der Muttersprache vertrauter ist. Beim ersten Plappern imitieren Säuglinge die Intonation und Melodie ihrer Umgebung (Siegmüller, 2007).

Phonologisch sind Säuglinge in den ersten 6 Lebensmonaten Weltbürger: In dieser Zeit können sie die Laute aller existierenden Sprachen unterscheiden, was für ältere Kinder und Erwachsene unmöglich ist. Mit durchschnittlich sechs Monaten beginnen Säuglinge, beim Plappern die Laute ihrer Muttersprache auszuprobieren (Siegmüller, 2007). Im Gehirn findet in dieser Phase ein komplexer Lernprozess statt: Der motorische Kortex initiiert die Bildung von Lauten, die unmittelbar akustisch an den auditiven Kortex rückgekoppelt werden. Im supramarginalen Gyrus werden Motorik und Klang verknüpft. Dabei ist ein Teil des eigentlich erst spät ausreifenden *superioren longitudinalen Fasciculus* beteiligt, der in Bildgebungsstudien bereits bei Neugeborenen nachgewiesen wurde (Brauer et al., 2013). Das Erlernen der Lautbildung zieht sich, nach einem Spurt in den ersten beiden Lebensjahren, bis in die Schulzeit, wenn auch die letzten, schwierigen Lautverknüpfungen wie/kr/und komplexe mehrsilbige Worte gemeistert werden (Nippold, 2007).

Erst verstehen, dann sprechen: frühe Reifung des ventralen Pfads der Sprachverarbeitung

Lauscht man einer fremden Sprache, ist es fast unmöglich herauszufinden, wo einzelne Worte beginnen und enden. Säuglinge können schon in der zweiten Hälfte des ersten Lebensjahres Wortformen aus der Sprache extrahieren und abspeichern – meist noch ohne die entsprechende Bedeutung. Um den ersten Geburtstag herum werden Worte mit Objekten oder Handlungen assoziiert, und der Aufbau des *Lexikons* beginnt. Mit zehn Monaten werden durchschnittlich zehn Wörter verstanden, um den ersten Geburtstag wird das erste bedeutungsvolle Wort gesprochen (Siegmüller, 2007). Von da an erweitert sich das Lexikon immer mehr, in der Regel zunächst um Personen- und Objektnamen, dann Tätigkeits- und Eigenschaftsworte und erst spät Funktionsworte (Artikel, Hilfsverben, Pronomen). Mit 18 bis 24 Monaten umfasst das Lexikon vieler Kinder 50 Wörter, was eine Basis für den anschließenden *Wortschatz-Spurt* zu sein scheint: Während Eltern bis dahin noch den täglichen Zuwachs an Wörtern abzählen können, erweitert sich der Wortschatz in dieser Phase exponentiell (Siegmüller, 2007). Das Sprachverständnis scheint bei Klein- und Vorschulkindern vorwiegend über die *Semantik* vermittelt zu werden. Neuroanatomisch spiegelt sich dies in einer sehr frühen Ausreifung des *ventralen Pfads der Sprachverarbeitung* wieder: Die Faserverbindung, die vom *Wernicke-Areal* über den *Temporallappen* zum *Broca-Areal* verläuft, ist bereits bei Neugeborenen nachweisbar, jedoch schwächer als bei siebenjährigen Kindern (Brauer et al., 2013). Auch wenn bereits Fünfjährige einen beeindruckenden Wortschatz von ca. 10.000 Wörtern haben, erweitert sich dieser noch bis ins Erwachsenenalter kontinuierlich. Dabei verschieben sich die Informationsquellen zunehmend weg von gesprochenem zu schriftlichem Input. Auch erweitert sich der Wortschatz zunehmend individueller und interessengesteuerter (Nippold, 2007).

Bereits im ersten Lebensjahr scheinen Kinder die Grundprinzipien der *Syntax* zu begreifen. Prosodie und Rhythmus helfen ihnen dabei, Satzgrenzen zu entschlüsseln und ab dem 9. Monat können sie mit Hilfe derselben Informationen Phrasen innerhalb von Sätzen abgrenzen. Die aktive Anwendung syntaktischer Regeln wird relevant, sobald Kinder zwei oder mehr Worte kombinieren. Dies geschieht meist parallel zum Wortschatz-Spurt, also um den zweiten Geburtstag. Im Alter von zweieinhalb bis drei Jahren kann eine korrekte Satzstellung produziert werden. Zu Beginn erinnern diese Äußerungen noch an Telegrammstil, da grammatische Morpheme, Hilfsverben und Funktionswörter fehlen. Die Wortstellung wird als erste Komponente der Syntax erworben: Infinitive werden in der Regel ans Satzende gestellt (z. B. *„Leo male"*), während Verneinungspartikel ebenfalls früh korrekt positioniert werden (z. B. *„Leo nich bade!"*). In der ersten Phase des Syntaxerwerbs haben die meisten Äußerungen deutschsprachiger Kinder einen Infinitiv am Ende (die sogenannte *Verb-Endstellung*), später folgen flektierte Verben, und erst im vierten Lebensjahr beginnt das flektierte Verb an die zweite Stelle des Satzes zu rücken (die sogenannte *Verb-Zweitstellung*) (Siegmüller, 2007). Mit etwa fünf Jahren verwenden Kinder dann komplexere grammatische Strukturen wie Relativ-, Adverbial- und eingebettete Sätze. Noch bis ins Erwachsenenalter hinein entwickeln sich Verständnis und Produktion zunehmend komplexerer grammatischer Strukturen (Nippold, 2007). Neuroanatomisch ist für das Verständnis komplexer Grammatik der *dorsale Pfad der Sprachverarbeitung* zuständig, vor allem das Broca-Areal im *Gyrus frontalis inferior*. Dieser Pfad ist als ganzer bei Neugeborenen noch nicht nachweisbar, und bei Siebenjährigen noch signifikant schwächer ausgereift als bei Erwachsenen (Brauer et al., 2013).

Komplexe Syntax basiert auf dem dorsalen Pfad der Sprachverarbeitung, der erst im Schulalter ausreift

Der Erwerb der *morphologischen Regeln* dauert lange, und bis ins Schulalter kann man noch Fehler beobachten. Eine um den zweiten Geburtstag auftretende morphologische Markierung ist die Pluralform (*„viele Autos"*). Pinker beschreibt ein Modell des Morphologie-Erwerbs, welches Regel- und Auswendig-Lernen als sich ergänzende Komponenten beinhaltet. So lernen Kinder zunächst die Markierungen häufiger Wörter auswendig *(„Nudeln gegessen"),* und zwar sowohl regelmäßige als auch unregelmäßige Formen. In der zweiten Phase werden Regeln erworben und angewendet, wodurch regelmäßige Formen korrekt gebildet werden. Gleichzeitig werden vorher korrekt gebildete unregelmäßige Formen nun überregularisiert. Dasselbe Kind würde nun möglicherweise sagen: *„Nudels geesst"*. Erst in der dritten Phase werden die unregelmäßigen Formen nach und nach ins Lexikon eingetragen und angewendet (Siegmüller, 2007). Etwa mit 5 Jahren werden zuverlässig Vergangenheits- und Zukunftsformen gebildet. Noch bis in die Schulzeit können einzelne Überregularisierungen beobachtet werden. Das Hinzufügen von Prä- oder Suffixen zu Wortstämmen (Beispiele: *greifen* – be-*greifen* – un-be-*greif*-lich) bietet eine hoch komplexe Möglichkeit der Bildung neuer Wörter, welche im Lauf der Adoleszenz vor allem über die Schriftsprache erlernt wird (Nippold, 2007).

Etwa mit fünf Jahren wird ein *Diskurs* möglich: Das Kind ist dann in der Lage, sich mit dem Gesprächspartner abzuwechseln, beim Thema zu bleiben, Fragen zu stellen und zu beantworten, oder persönliche Erlebnisse mitzuteilen, so dass der Zuhörer versteht, worum es geht (Nippold, 2007). Erst der zunehmende Ausbau der Fähigkeit zur Perspektivenübernahme ermöglicht jedoch älteren Kindern, Jugendlichen und Erwachsenen, ihre Sprechweise an die Bedürfnisse des Gesprächspartners anzupassen, bzw. sich über die Konsequenzen des Gesagten bewusst zu sein. Eine wichtige neuronale Grundlage der sozialen Perspektivenübernahme ist ein Teil des dorsalen Pfads der Sprachverarbeitung, nämlich der hintere Teil des *Fasciculus longitudinalis,* der die Wernicke-Region mit dem *Gyrus angularis* verbindet. Diese Region gehört zu den spät myelinisierenden Regionen im Gehirn und zeigt noch im späten Jugendalter Reifungsprozesse (Gogtay et al., 2004).

5.5.3 Störungen und ihr Zusammenhang zu neurologischen Erkrankungen

5.5.3.1 Störungen der Sprachentwicklung

Die häufigste sprachliche Auffälligkeit im Kindesalter ist die spezifische oder unspezifische *Störung der Sprachentwicklung,* d.h. ein von Beginn an verzögerter oder sogar ausbleibender Spracherwerb. Dieser kann entweder im Rahmen einer anderen Entwicklungsstörung auftreten (v.a. globale Entwicklungsverzögerung/-störung oder tiefgreifende Entwicklungsstörung), oder bei normaler Intelligenz bestehen. Von der *Entwicklungsstörung der Sprache* abzugrenzen ist die deutlich häufigere *Entwicklungsstörung des Sprechens,* die durch Artikulationsstörungen von Lauten und Lautkombinationen gekennzeichnet ist. Sie besteht häufig zusätzlich zur Sprachentwicklungsstörung und ist dann meist durch ein phonologisches Defizit zu erklären.

Störungen der Sprachentwicklung: Spezifisch oder unspezifisch? Nur das Sprechen oder auch das Verstehen betroffen?

Ausschlusskriterien für die Diagnose einer *spezifischen Sprachentwicklungsstörung (sSES;* ICD-10 F80, umschriebene Entwicklungsstörung des Sprechens und der Sprache) sind ein IQ unterhalb des Normbereichs, sowie sensorische, emotionale oder neurologische Störungen. In der Regel beginnt der Spracherwerb bei Kindern mit sSES bis zu ein Jahr verzögert. Einen wichtigen Marker für die Sprachentwicklung stellt die Anzahl der gesprochenen Wörter am zweiten Geburtstag dar: Kinder, die dann weniger als 50 Wörter sprechen, haben mit drei Jahren häufig eine Sprachentwicklungsstörung. Etwa 50 % dieser so genannten *Late talkers* zeigen eine Spontanremission im dritten Lebensjahr und werden dann als *Late bloomers* bezeichnet. Eine Sprachentwicklungsstörung im Alter von Drei Jahren bleibt in der Regel bestehen und erfordert umfangreiche logopädische Unterstützung. Bei der sSES fällt zunächst ein stark verminderter Wortschatz auf, im Lauf des vierten Lebensjahres treten grammatische Defizite als Leitsymptom hervor: Die Kinder machen häufig den Schritt von der *Verbendstellung* zur *Verbzweitstellung* verzögert und flektieren Artikel und Verben fehlerhaft. Im Vorschulalter zeigen sich zusätzlich zu den grammatischen Problemen Wortabrufstörungen, die auf Wortschatzprobleme hindeuten (Siegmüller, 2007).

Verzögerungen oder Störungen der Sprachentwicklung werden im Zusammenhang mit einer Reihe neurologischer Erkrankungen und Risikofaktoren beobachtet. Noch im Schulalter können bei sehr früh geborenen Kindern Schwierigkeiten in komplexen sprachlichen Anforderungen bestehen (Anderson, 2014). Kinder mit prä- oder perinatalem Schlaganfall zeigen oftmals einen verzögerten Beginn des Spracherwerbs, bis zum Schulalter meistern sie ihre Muttersprache jedoch auf einem guten Niveau. Lediglich bei komplexen grammatischen Anforderungen zeigen auch ältere Kinder mit angeborenen Hirnschädigungen noch Schwächen, die sich auf den schulischen Fortschritt durchaus negativ auswirken können (Bates & Roe, 2001). Im Falle von angeborenen linkshemisphärischen Hirnschädigungen kann häufig eine Reorganisation der Sprachfunktion in die rechte Hemisphäre beobachtet werden (Staudt et al., 2002).

Sprachentwicklungsstörungen oder eine Regression der sprachlichen Entwicklung werden auch im Zusammenhang mit bestimmten epileptischen Syndromen des Kindes- und Jugendalters beobachtet, vor allem beim Landau-Kleffner-Syndrom (erworbene Aphasie mit Epilepsie). Bei diesem Epilepsiesyndrom treten früh in der Entwicklung Anfälle auf, die mit einem Stillstand der Sprachentwicklung sowie mit dem Auftreten autistischer Symptome zusammentreffen. Noch ist unklar, ob beim Landau-Kleffner-Syndrom tatsächlich eine sprachliche Regression besteht, oder ob die ersten sprachlichen Äußerungen dieser Kinder nicht einfach nur ein Ausdruck assoziativen Lernens sind (Deonna & Roulet-Perez, 2010).

5.5.3.2 Neurologisch bedingte Störungen der Sprache und des Sprechens

Unter *Dysarthrie* werden Störungen des Sprechens gefasst, die durch Schwierigkeiten in der neuromuskulären Kontrolle der Sprachproduktion zustande kommen. Die drei häufigsten Ursachen für Dysarthrien im Kindesalter sind die Zerebralparese (aufgrund einer frühkindlichen Hirnschädigung), das mittelschwere bis schwere Schädel-Hirn-Trauma, und Tumore in der *Fossa cranii posterior* (O'Hare, 2016).

Aphasische Sprachstörungen, also Störungen der Sprachproduktion und/oder des Sprachverständnisses aufgrund einer neurologischen Erkrankung, sind im Kindesalter deutlich seltener als im Erwachsenenalter. Dies einerseits wegen der geringeren Prävalenz der auslösenden Erkrankungen (z. B. Schlaganfall, schweres Schädel-Hirn-Trauma, Encephalitis oder Hirntumor) und andererseits wegen der für die Sprache besonders ausgeprägten Kompensationsfähigkeit des sich entwickelnden Gehirns. Die betroffenen Kinder sind in der Akutphase häufig zunächst mutistisch, sprechen also gar nicht. Im Verlauf verändert sich das Bild dann hin zu einer *nichtflüssigen Aphasie,* die durch eine Störung des Sprechflusses bei weitgehend intaktem Sprachverständnis gekennzeichnet ist. Die Sprache zeichnet sich durch einen Telegrammstil, Wortfindungsstörungen und Wortneuschöpfungen aus, bis hin zu *Jargon* (unverständliche Äußerungen, die wie Sprache klingen). Nur ein Drittel der betroffenen Kinder hat eine *flüssige Aphasie,* bei der vorwiegend das Verstehen gehörter Sprache gestört ist. Obwohl sich Kinder schneller und vollständiger von einer Aphasie erholen als Erwachsene, sind im Langzeitverlauf Beeinträchtigungen in den sprachlichen Qualitäten zu erwarten: Die Kinder behalten häufig Schwierigkeiten im Verstehen und Produzieren komplexer Grammatik, Wortabrufprobleme und eine verringerte Sprech- oder Artikulationsgeschwindigkeit bei. Insbesondere in der Schriftsprache bleiben Beeinträchtigungen bestehen, vor allem wenn die Erkrankung vor oder während dem Schriftspracherwerb eingesetzt hat (O'Hare & Bremner, 2016). Diese Schwierigkeiten können die schulische Wiedereingliederung der betroffenen Kinder beeinträchtigen, insbesondere dann, wenn aufgrund einer eingeschränkten Diagnostik von einer vollständigen Erholung der Sprache ausgegangen wurde. Die Erholung von einer Aphasie folgt auf neuronaler Ebene den selben Prinzipien wie beim Erwachsenen: Während in der postakuten Phase die rechte Hemisphäre an Sprachfunktionen beteiligt ist, erholen sich die Kinder am besten, die das ursprünglich zuständige linkshemisphärische Sprachnetzwerk wieder reaktivieren können (Elkana et al., 2011).

Aphasien sind bei Kindern sehr selten. Am häufigsten treten nicht flüssige Aphasien auf.

5.5.4 Auswirkungen auf Verhalten und sozio-emotionale Entwicklung

Sprachentwicklungsstörungen gehen oft mit reaktiven Auffälligkeiten in der sozio-emotionalen Entwicklung einher. Der typische Fall ist hierbei das aggressive Kindergartenkind, das aufgrund seiner sprachlichen Schwierigkeiten nicht zur verbalen Konfliktlösung in der Lage ist. Das Gegenkonzept dazu ist der sozial-emotionale Rückzug von Kindern, die Schwierigkeiten haben, andere zu verstehen. Gelegentlich ist die Abgrenzung zwischen schweren Störungen des Sprachverständnisses und Autismus-Spektrum-Störungen schwierig, da die betroffenen Kinder in der sozialen Interaktion extrem auffällig sein können. Im längerfristigen Verlauf sind Kinder mit Sprachentwicklungsstörungen häufig von sekundären psychiatrischen Auffälligkeiten betroffen, vor allem dann, wenn auf die Sprachentwicklungsstörung eine Störung des Schrifterwerbs folgt, welche zusätzlich mit schulischen Misserfolgen verknüpft ist.

Ist ein Kind oder Jugendlicher nach erfolgreichem Spracherwerb plötzlich von einer aphasischen Sprachstörung betroffen, so sind die sozio-emotionalen Folgen vergleichbar mit denen beim Erwachsenen. In der Akutphase kann das Gefühl der Hilflosigkeit sowohl zu aggressiven als auch depressiven Reaktionen führen. Da sich die meisten Kinder und Jugendlichen relativ rasch wieder von aphasischen Symptomen erholen, sind auch diese reaktiven Symptome rasch rückläufig. Im Wiedereingliederungsprozess müssen die Kinder und Jugendlichen jedoch gut begleitet werden, um eine schulische Überforderung bei bestehenden subtilen Sprachschwierigkeiten abzufangen.

5.5.5 Diagnostik

Die Diagnostik von Sprach- und Sprachentwicklungsstörungen sollte im Idealfall interdisziplinär durch Logopäden/klinische Linguisten und Neuropsychologen erfolgen. Für die Klassifizierung von Sprachentwicklungsstörungen ist die Erhebung der nonverbalen Intelligenz unabdingbar. Ein neuropsychologisches Leistungsprofil, das Gedächtnis- und Aufmerksamkeitsfunktionen beschreibt, rundet das Gesamtbild ab. Zur Erfassung der Ausprägung einer Sprachentwicklungsstörung stehen eine Reihe von Verfahren zur Verfügung, wobei die Normierung meist im Vorschulalter oder maximal im frühen Schulalter endet (z. B. Sprachstandserhebungstests für Kinder; SET 3–5/SET 5–10; 3 bis 5 Jahre/5 bis 10 Jahre (Petermann, 2012, 2015). Für aphasische Sprachstörungen stehen keine standardisierten Verfahren für Kinder und Jugendliche zur Verfügung und die Validität der gängigen Aphasietests ist bei jungen Kindern aufgrund der schriftsprachlichen Anforderungen äußerst fraglich. Es können jedoch Sprachentwicklungstests zur Erfassung spezifischer Probleme herangezogen werden, so Teile aus dem Sprachentwicklungstest für Kinder; SETK 3–5 (Grimm, 2001) zur Erfassung des komplexen Sprachverständnisses und der Sprachproduktion und Teile aus Lese-/Rechtschreibtests (z. B. Salzburger Lese- und Rechtschreibtest; SLRT-II (Moll & Landerl, 2010) für die Schriftsprache.

5.5.6 Therapie

Die Therapie von Störungen der Sprache und der Sprachentwicklung wird in aller Regel von Logopäden oder klinischen Linguisten durchgeführt, sowie im schulischen Rahmen von Sprachheilpädagogen. Die Zusammenarbeit zwischen den Sprachtherapeuten und Neuropsychologen ist jedoch vor allem bei komplexeren Störungsbildern sinnvoll: So kann die neuropsychologische Diagnostik auf weitere, in der Sprachtherapie zu berücksichtigende Problembereiche hinweisen (z. B. Aufmerksamkeits- oder Gedächtnisprobleme). Auf der anderen Seite müssen sprachliche Schwierigkeiten in einer neuropsychologischen Therapie berücksichtigt werden, gerade wenn es sich um subtile Probleme handelt, die gegebenenfalls leicht übersehen werden (z. B. Dysarthrien in einem kognitiven Training).

6 Fallvignetten

6.1 Sehr schwere kombinierte Lernstörung vor dem Hintergrund einer schweren Arbeitsgedächtnisstörung und Epilepsie

Jana hat seit dem Kleinkindalter eine strukturelle Epilepsie (fokale kortikale Dysplasie rechtshemisphärisch mit Beteiligung der Zentralregion), die im Verlauf therapieschwierig und pharmakoresistent verlief. Im Alter von ca. 13 Jahren war sie anfallsfrei, nahm jedoch weiterhin eine Kombination aus zwei antiepileptischen Präparaten ein. Die frühkindliche Entwicklung verlief unauffällig hinsichtlich der Sprache und sozialen Entwicklung. Jana hatte jedoch schon immer wenig Interesse am Malen. Im Kleinkind- und Grundschulalter bestanden erhebliche Konzentrationsprobleme und deutlich verstärkte Müdigkeit in Zusammenhang mit zahlreichen Umstellungen der medikamentösen Therapie und Kombinationstherapie („drug load“). Die Einschulung erfolgte im Alter von sechs Jahren, von Anfang an wurde Jana durch eine Integrationskraft oder Schulbegleitung unterstützt, auch um Unsicherheiten der Schule bei Anfällen während des Unterrichts abzufangen. Janas Selbständigkeit bei allen Alltagstätigkeiten war deutlich eingeschränkt. Sie war zwar lernmotiviert, konnte sich jedoch den Schulstoff nicht selbständig einteilen und benötigte engmaschige Hilfen durch die Integrationskräfte. Sie wechselte nach Klasse 4 auf eine Gemeinschaftsschule, weiterhin mithilfe einer Integrationsmaßnahme, später dann mit einer Schreibassistenz. In Klasse 8 wurde der Wechsel ins Internat einer Förderschule für Kinder mit Körperbehinderung erwogen, da es sich abzeichnete, dass sie einen qualifizierten Schulabschluss trotz aller Anstrengungen vermutlich nicht schaffen würde.

In einer im Alter von sieben Jahren orientierend durchgeführten neuropsychologischen Diagnostik waren Janas Leistungen in einem Screening zu Aufmerksamkeits- und Exekutivfunktionen im unauffälligen Bereich. Die Leistungen in einzelnen Untertests des HAWIK-IV lagen ebenfalls im durchschnittlichen Bereich. Die Leistungen in Untertests zur Verarbeitungsgeschwindigkeit waren damals knapp unterdurchschnittlich.

Im Alter von 14 Jahren ließen sich die durchschnittlichen Fähigkeiten im Sprachverständnis (IQ 99) und im Wahrnehmungsgebundenen logischen Denken (IQ 100) erneut abbilden. Im Arbeitsgedächtnis bestanden erhebliche Schwächen (Zahlennachsprechen Wertpunkte 4; Buchstaben-Zahlen-Folge Wertpunkte 5; Rechnerisches Denken Wertpunkte 7). Die Verarbeitungsgeschwindigkeit war nach wie vor knapp unterdurchschnittlich. In einem verbalen Lern- und Merkfähigkeitstest (VLMT) zeigte Jana zwar eine sehr gute initiale Lernleistung, im Verlauf aber kaum Lernzuwachs, jedoch insgesamt durchschnittliche Lernleistungen. Das Lernen der Interferenzliste war unterdurchschnittlich, während das Abrufen der Lernliste nach Interferenz durchschnittlich ausfiel und die Lernliste auch nach einer halben Stunde noch gut erinnert werden konnte. Sowohl die Lehrer als auch die Eltern schätzten Janas Verhalten insgesamt als unauffällig ein, jedoch wurden übereinstimmend soziale Probleme (Rückzug) und ausgeprägte Konzentrationsprobleme angegeben (CBCL und TRF). Die Mutter berichtete zudem von relevanten Problemen in alltäglichen Verrichtungen. Zeitliches Planen und Einschätzen von Abläufen war Jana nicht ohne Hilfe möglich, längere Busfahrten, die z. B. auch Umsteigen erforderten, konnte sie nicht zuverlässig allein bewältigen. Trotz intensivem Üben benötigte Jana ständige Wiederholungen von Lernstoffen (z. B. kleines Einmaleins) und zeigte kaum erkennbare Fortschritte. Jana war während der gesamten Untersuchung leistungsmotiviert und bemüht, sprachlich differenziert und zeigte hohe Motivation in der Diskussion von Sachthemen und konnte ihre Meinung nachvollziehbar begründen. Jana konnte als Schülerin der 8. Klasse ihren Namen und Nachnamen korrekt schreiben, beim Schreiben ihrer Adresse machte sie bei langem Überlegen mehrere Fehler. Einen einfachen Satz, den sie selbst unter ein Bild schreiben wollte, erarbeitete sie sich mühsam und machte wiederum zahlreiche Rechtschreibfehler. Jana konnte einfache Additionen und Subtraktionen mit Hilfe der Finger im Zahlenraum bis 20 rechnen, einige Reihen des kleinen Einmaleins waren auswendig abrufbar. Aus vorgelesenen Textaufgaben konnte sie die erforderlichen Rechenwege jeweils schnell ableiten, scheiterte jedoch in der Regel dann in der Ausführung der Rechnungen. Jana zeigte ein erkennbares Störungsbewusstsein und hatte große Sorge hinsichtlich ihrer Zukunft, insbesondere mit Hinblick auf die berufliche Qualifikation. Sie war sich bewusst, dass sie vermutlich in vielen alltäglichen Dingen langfristig auf Hilfen angewiesen sein wird (insb. Lesen, Schreiben, Rechnen). Einem Wechsel auf ein Internat für körperbehinderte Schüler stand sie offen gegenüber und hatte den festen Wunsch, einen Beruf im Kontext der Kinderpflege zu erlernen.

6.2 Stärken in der visuellen Wahrnehmungsverarbeitung trotz starker Sehbehinderung und neuropsychologische Probleme im Rahmen einer Tumorerkrankung

Paul erkrankte im Alter von zwei Jahren an einem chiasmatisch-hypothalamischen Tumor (pilozystisches Astrozytom, WHO Grad I). Es erfolgte eine Tumorteilresektion mit Nachresektion und Anlage eines Shunts bifrontal. Aufgrund der weiteren Progression des Tumors, der neurochirurgisch nicht komplett resezierbar war, erfolgten innerhalb von vier Jahren drei chemotherapeutische Behandlungen. Bei erneutem Tumorprogress war eine Protonentherapie geplant. Infolge der Tumorresektion bildete sich eine spastische Hemiparese rechts mit Beteiligung des N. Fazialis, die jedoch inzwischen im Alltag sehr gut kompensiert ist.

Bedingt durch die frühe schwere Erkrankung war Paul in seinen Aktivitäten bereits früh eingeschränkt. Er wurde zweisprachig erzogen, sprach beide Sprachen fließend. Paul wurde auf eine Schule für Sehbehinderte eingeschult und besuchte inzwischen Klasse 6 im Förderzweig. Er schrieb mit Hilfsmitteln (PC), handschriftlich mit der linken Hand und erlernte Braille-Schrift wegen drohender Erblindung. Paul war im Alltag selbständig, benötigt jedoch aufgrund der Handungeschicklichkeit für bestimmte Tätigkeiten viel Zeit. Er spielte Keyboard und Blockflöte und nahm an einer Reit-AG teil. Parallel zur erneuten Tumorprogredienz kam es zu vermehrten Verhaltensproblemen. Paul war deutlich aufbrausend, ungeduldig und widersetzte sich oft den Eltern. In der Schule bestanden über mehrere Monate zunehmende Verhaltensauffälligkeiten mit geringer Arbeitsmotivation, Vermeidungsverhalten und parallel dazu auch deutlicher Leistungsverschlechterung.

Trotz einer Optikus-Atrophie beidseits und Erblindung des linken Auges, sowie eine bitemporaler Hemianopsie rechts konnte sich Paul visuell gut orientieren. Das Bearbeiten der Testmaterialien mit visuellen Stimuli gelang unauffällig (Matrizen, Bilder). Im HAWIK IV erzielte Paul ein sehr heterogenes Leistungsprofil, so dass auf die Berechnung eines Gesamt-IQ verzichtet wurde. Im Sprachverständnis (IQ 73) und in der Verarbeitungsgeschwindigkeit (IQ 76) waren seine Leistungen unterdurchschnittlich. Im Wahrnehmungsgebundenen logischen Denken (IQ 98) und Arbeitsgedächtnis (IQ 90) erzielte er durchschnittliche Leistungen. Die verbalen Lern- und Gedächtnisleistungen waren sämtlich deutlich unterdurchschnittlich (VLMT). Die Wortflüssigkeit (Regensburger Wortflüssigkeitstest; Aschenbrenner et al., 2000) und Arbeitsgedächtnisleistungen (Zahlennachsprechen und Rechnerisches Denken aus dem HAWIK-IV) als Indikatoren für exekutive Funktionen waren durchschnittlich. In Fragebogen berichteten die Eltern und Lehrer von ausgeprägten sozialen Problemen und deutlichen Aufmerksamkeitsproblemen mit insgesamt klinisch relevanten internalisierenden Symptomen (CBCL und TRF).

Interessanterweise konnte Paul die unmittelbaren Krankheitsfolgen in Form einer Hemianopsie und einer Hemiparese rechts im Alltag sehr gut kompensiert. Vielmehr bestehen sogar individuelle Stärken im Bereich der visuellen Wahrnehmungsverarbeitung, die auch in der weiteren Förderung stärker berücksichtigt werden sollten.

Die individuellen Schwächen im sprachlichen Wissen und im Lernen und Behalten verbaler Inhalte könnten auch durch die erfolgte Sonderbeschulung (Förderzweig einer Schule für Sehbehinderte) begründet sein. In der Verhaltensbeobachtung zeigte Paul gerade bei Lernen verbaler Stimuli dysfunktionale Memorierstrategien.

Damit wurden die beobachteten neuropsychologischen Auffälligkeiten am ehesten als Ausdruck eines bereits lange andauernden Krankheitsgeschehens mit komplexer ZNS-Beteiligung interpretiert. Außerdem können das verlangsamte kognitive Arbeitstempo und die anamnestisch berichtete Minderbelastung als therapieassoziierte Folgen einer mehrfachen Chemotherapie verstanden werden. Angesichts der schon bestehenden Probleme und der zu erwartenden weiteren Belastungen durch die erneute Tumorbehandlung wurde dringend zu einer psychotherapeutischen Behandlung mit neuropsychologischem Schwerpunkt geraten. Als Therapieziele wurden Unterstützung und Verbesserung der verbalen Lernstrategien formuliert, z. B. durch Psychoedukation über Gedächtnis und Training von Memorierstrategien (z. B. angelehnt an Trainingsprogramme wie REMINDER; Lepach et al., 2010). Mit der Schule wurden Möglichkeiten zum Nachteilsausgleich bei der bereits vorhandenen Minderbelastbarkeit und noch weiter zu erwartenden Einschränkung der Belastbarkeit vereinbart (v. a. durch alternative Prüfungsleistungen, Zeitverlängerungen und Pausen). Darüber hinaus wurde eine psychotherapeutische Unterstützung bei der Auseinandersetzung mit der weiteren Tumorbehandlung vorgeschlagen.

6.3 Aufmerksamkeitsdefizit vor dem Hintergrund eines Schädel-Hirn-Traumas

Zwei Monate nach der Einschulung, im Alter von sechs Jahren, wurde Ali auf dem Schulweg als Fußgänger von einem PKW erfasst und erlitt eine Schädel-Basis-Fraktur sowie ein mittelgradiges Schädel-Hirn-Trauma (Kontusion rechts frontal, Epiduralhämatom). Er war wenige Minuten bewusstlos und wurde drei Tage lang intensivmedizinisch und weitere vier Tage auf der neurologischen Normalstation versorgt, bevor er nach Hause entlassen wurde.

Weder in der Akutphase, noch im Anschluss war eine neuropsychologische Untersuchung erfolgt, im Entlassbericht wird jedoch beschrieben, dass Ali laut der Aussage seines Vaters „wie vorher" sei und dass keine neurologischen Auffälligkeiten bestünden.

Ali ist das dritte Kind der türkischstämmigen Eltern (beide sind als Kinder nach Deutschland gekommen und haben dort eine qualifizierte Berufsausbildung absolviert), die älteren Geschwister besuchen das Gymnasium. Schwangerschaft und Geburt, sowie die motorische Entwicklung waren unauffällig, ebenso der Erstspracherwerb (türkisch). Deutsch lernte Ali mit drei Jahren im Kindergarten, dann Beginn einer Stotter-Symptomatik, die logopädisch behandelt wurde. Im Vorschuljahr beobachteten die Erzieherinnen eine stark interessengeleitete Ausdauer. Die Einschulung erfolgte regulär mit 6 Jahren, nach unauffälliger Untersuchung durch den Schularzt.

Im Alter von acht Jahren – also zwei Jahre nach dem erlittenen SHT – wurde Ali zur neuropsychologischen Begutachtung vorgestellt, da die Eltern bei der Unfallkasse Spätfolgen in Form von massiven Schulproblemen geltend machten: Ali hatte inzwischen große Mühe, seine Aufgaben selbständig zu bearbeiten. Allein für die Hausaufgaben mussten täglich zwei bis drei Stunden mit Unterstützung durch die Mutter aufgewendet werden. Trotz guter Motivation fiel es Ali schwer, seine Aufgaben einzuteilen und zu planen. Er hatte Mühe, Bildergeschichten zu beschreiben und komplexe Rechenaufgaben bzw. Textaufgaben zu lösen. Ali war schnell abgelenkt und verlernte Dinge, die er viel geübt und gut gelernt hatte innerhalb weniger Tage wieder. Der Mutter waren die Schwierigkeiten erstmals Ende der ersten Klasse aufgefallen.

Die neuropsychologische Beurteilung ergab einen Gesamt-IQ im unteren Normbereich (WISC-IV IQ 93), mit durchschnittlichen Leistungen im logisch-schlussfolgernden Denken (WISC-IV Matrizen, Bildkonzepte und Gemeinsamkeiten finden), in den verbalen Fähigkeiten (WISC-IV Wortschatz und Gemeinsamkeiten finden), in den visuo-konstruktiven Fähigkeiten (WISC-IV Mosaik Test und Rey-Figur Abzeichnen), im Arbeitsgedächtnis (WISC-IV Zahlen nachsprechen und Buchstaben-Zahlen-Folgen), Lernen (VLMT) und mittelfristigen Behalten (VLMT und Rey-Figur).

Die Arbeitsgeschwindigkeit erschien eingeschränkt, mit knapp unterdurchschnittlichen Leistungen in den Aufgaben des WISC-IV (Zahlen-Symbol-Test und Symbole Suchen je 6 WP) und deutlich unterdurchschnittlichen Reaktionsgeschwindigkeiten in der KITAP (Daueraufmerksamkeit und Flexibilität: PR 8 und PR 12; Ablenkbarkeit und Go/Nogo: PR 1 und PR 3).

Bei generell verlangsamter Reaktionsgeschwindigkeit zeigte Ali eine unauffällige Daueraufmerksamkeitsleistung (KITAP), aber Schwächen in der Selektiven Aufmerksamkeit (KITAP/Ablenkbarkeit: Auslassungen mit Ablenker: PR 2). Die kognitive Flexibilität erschien ebenfalls stark eingeschränkt (Trail Making Test/Reaktionswechsel: PR 2; KITAP/Flexibilität, Fehler: PR 8). Im VLMT zeigte Ali überdurchschnittlich viele falsch positive Nennungen (PR 5), was für eine erhöhte Interferenzanfälligkeit spricht.

In den Verhaltensfragebögen wurde der Bereich „Unaufmerksamkeit" bei Eltern und Lehrern auffällig beurteilt (PR 98), bei unauffälligen Beurteilungen von Hyperaktivität/Impulsivität und Aggressivität/Oppositionelles Verhalten.

Für die Beurteilung, ob die beobachteten Schulprobleme als Unfallfolge eingeschätzt werden können, wurden die anamnestischen Angaben und das neuropsychologische Leistungsprofil integriert: Da Ali zum Unfallzeitpunkt erst eingeschult worden war, gab es keine objektiven Beurteilungen seiner prämorbiden Aufmerksamkeits- und Lernleistungen. Allerdings gab es auch unter Einbeziehung aller verfügbaren Fremd-Informationen (Kindergartenberichte,

Einschulungsuntersuchung) keine deutlichen Hinweise auf eine Aufmerksamkeitsdefizitstörung: Die im Kindergarten beobachtete interessenabhängige Ausdauer liegt bei Vorschulkindern noch im normalen Rahmen. Das neuropsychologische Leistungsprofil passte besser zu den Folgen eines Schädel-Hirn-Traumas (Verringerung der Verarbeitungsgeschwindigkeit und Probleme in der selektiven Aufmerksamkeit) als zum Profil einer ADHS (hier wären *eher* Defizite in der Daueraufmerksamkeit und ggf. eine gesteigerte Impulsivität zu erwarten), auch wenn die Daten aus Gruppenstudien nie jeden Einzelfall abbilden.

In der Folge des neuropsychologischen Gutachtens bekam Ali individuelle pädagogische Fördermaßnahmen (Hausaufgabenhilfe und Förderunterricht), sowie ein neuropsychologisches Strategietraining zugesprochen, was zu einer deutlichen familiären Entlastung führte.

7 Literaturverzeichnis

Aicardi, J. (2009). *Diseases of the Nerveous System in Childhood.* Hoboken: Wiley.

Allman, C. & Scott, R.B. (2013). Neuropsychological sequelae following pediatric stroke: A nonlinear model of age at lesion effects. *Child Neuropsychology, 19*(1), 97–107. http://doi.org/10.1080/09297049.2011.639756

Anderson, P.J. (2002). Assessment and development of executive function (EF) during childhood. *Child Neuropsychology, 8*(2), 71–82. http://doi.org/10.1076/chin.8.2.71.8724

Anderson, P.J. (2014). Neuropsychological outcomes of children born very preterm. *Seminars in fetal & neonatal medicine, 19*(2), 90–96. http://doi.org/10.1016/j.siny.2013.11.012

Anderson, P.J., Wood, S.J., Francis, D.E., Coleman, L., Anderson, V. & Boneh, A. (2007). Are neuropsychological impairments in children with early-treated phenylketonuria (PKU) related to white matter abnormalities or elevated phenylalanine levels? *Developmental Neuropsychology, 32*(2), 645–668. http://doi.org/10.1080/87565640701375963

Anderson, V., Deery, B., Jacobs, R. & Kornberg, A.J. (2010). Acute Disseminated Encephalomyelitis and Childhood Multiple Sclerosis. In K.O. Yeates, M.D. Ris, H.G. Taylor & B.F. Pennington (Eds.), *Pediatric Neuropsychology. Research, Theory, and Practice* (2nd., pp. 147–166). New York: The Guilford Press.

Anderson, V., Jacobs, R. & Anderson, P.J. (2010). Development and assessment of EF in children. In V. Anderson, R. Jacobs & P.J. Anderson (Hrsg.), *Executive functions and the frontal lobes: A lifespan perspective.* Hove, UK: Psychology Press.

Anderson, V. & Lajoie, G. (1996). Development of memory and learning skills in school-aged children: A neuropsychological perspective. *Applied Neuropsychology, 3*(3–4), 128–139. http://doi.org/10.1207/s15324826an0303&4_5

Anderson, V., Spencer-Smith, M., Coleman, L., Anderson, P., Williams, J., Greenham, M. et al. (2010). Children's executive functions: Are they poorer after very early brain insult. *Neuropsychologia, 48*(7), 2041–2050. http://doi.org/10.1016/j.neuropsychologia.2010.03.025

Anderson, V., Spencer-Smith, M., Leventer, R., Coleman, L., Anderson, P., Williams, J. et al. (2009). Childhood brain insult: Can age at insult help us predict outcome? *Brain, 132*(Pt 1), 45–56. http://doi.org/10.1093/brain/awn293

Annett, R. D., Patel, S. K. & Phipps, S. (2015). Monitoring and Assessment of Neuropsychological Outcomes as a Standard of Care in Pediatric Oncology. *Pediatric Blood & Cancer, 62*(Suppl 5), 460–513. http://doi.org/10.1002/pbc.25749

Armangue, T., Petit-Pedrol, M. & Dalmau, J. (2012). Autoimmune encephalitis in children. *Journal of Child Neurology, 27*(11), 1460–1469. http://doi.org/10.1177/0883073812448838

Arvio, M. & Sillanpaa, M. (2003). Prevalence, aetiology and comorbidity of severe and profound intellectual disability in Finland. *Journal of Intellectual Disability Research, 47*(Pt 2), 108–112. http://doi.org/10.1046/j.1365-2788.2003.00447.x

Aschenbrenner, S., Tucha, O. & Lange, K.W. (2001). *Regensburger Wortflüssigkeits-Test (RWT)*. Göttingen: Hogrefe.

Aster, M. von, Weinhold Zulauf, M. & Horn, R. (2006). *Neuropsychologische Testbatterie für Zahlenverarbeitung und Rechnen bei Kindern ZAREKI-R*. Frankfurt a. M.: Harcourt.

Atkinson, J. (2000). *The developing visual brain*. New York: Oxford University Press.

Atkinson, J., Braddick, O., Anker, S., Curran, W., Andrew, R., Wattam-Bell, J. et al. (2003). Neurobiological models of visuospatial cognition in children with Williams syndrome: Measures of dorsal-stream and frontal function. *Developmental Neuropsychology, 23*(1–2), 139–172. http://doi.org/10.1207/S15326942DN231&2_7

Ayres, J. A. (1972). *Sensory integration and learning disorders*. Los Angeles: Western Psychological Services.

Babikian, T. & Asarnow, R. (2009). Neurocognitive Outcomes and Recovery After Pediatric TBI: Meta-Analytic Review of the Literature. *Neuropsychology, 23*(3), 283–296. http://doi.org/10.1037/a0015268

Baddeley, A. D. & Hitch, G. (1972). Working memory. *Psychology of learning and motivation, 8*, 47–89.

Ballantyne, A. O., Spilkin, A. M., Hesselink, J. & Trauner, D. A. (2008). Plasticity in the developing brain: Intellectual, language and academic functions in children with ischaemic perinatal stroke. *Brain, 131*(11), 2975–2985. http://doi.org/10.1093/brain/awn176

Bates, E. & Roe, K. (2001). Language development in children with unilateral brain injury. In C. Nelson & M. Luciana (Eds.), *Handbook of Developmental Cognitive Neuroscience* (pp. 281–307). Cambridge: MIT Press.

Bayley, N. (2006). *Bayley Scales of Infant and Toddler Development (BSID-III)* (3rd edition). San Antonio, TX: Harcourt Assessment/Psychological Corporation.

Bayley, N. (2014). *Bayley Scales of Infant Development Third Edition (Bayley-III) – Deutsche Fassung* (dt. Bearbeitung durch G. Reuner & J. Rosenkranz). Frankfurt am Main: Pearson Assessment & Information GmbH.

Beauchamp, M. H. & Anderson, V. (2013). Cognitive and psychopathological sequelae of pediatric traumatic brain injury. In O. Dulac, M. Lassonde & B. S. Harvey (Eds.), *Handbook of Clinical Neurology* (Vol. 112, pp. 913–920). Amsterdam: Elsevier.

Bein-Wierzbinski, W. (2005). *Räumlich-konstruktive Störungen bei Grundschulkindern* (2. durchgesehene Auflage). Frankfut a. M.: Peter Lang.

Bell, K. R., Temkin, N. R., Esselman, P. C., Doctor, J. N., Bombardier, C. H., Fraser, R. T. et al. (2005). The effect of a scheduled telephone intervention on outcome after moderate to severe traumatic brain injury: A randomized trial. *Archives of Physical Medicine and Rehabilitation, 86*(5), 851–856. http://doi.org/10.1016/j.apmr.2004.09.015

Benton, A.L. (1967). Constructional apraxia and the minor hemisphere. *Confinia Neurologica, 29*, 1–16. http://doi.org/10.1159/000103671

Berg, A.T., Berkovic, S.F., Brodie, M.J., Buchhalter, J., Cross, J.H., Van Emde Boas, W. et al. (2010). Revised terminology and concepts for organization of seizures and epilepsies: Report of the ILAE Commission on Classification and Terminology, 2005–2009. *Epilepsia, 51*(4), 676–685. http://doi.org/10.1111/j.1528-1167.2010.02522.x

Bettcher, B.M., Mungas, D., Patel, N., Elofson, J., Dutt, S., Wynn, M. et al. (2016). Neuroanatomical substrates of executive functions: Beyond prefrontal structures. *Neuropsychologia, 85*, 100–109. http://doi.org/10.1016/j.neuropsychologia.2016.03.001

Bhutta, A.T., Cleves, M.A., Casey, P.H., Cradock, M.M. & Anand, K.J. S. (2002). Cognitive and Behavioral Outcomes of School-Aged Children Who Were Born Preterm. *JAMA: The Journal of the American Medical Association, 288*(6), 728–737. http://doi.org/10.1001/jama.288.6.728

Bigorra, A., Garolera, M., Guijarro, S. & Hervás, A. (2016). Long-term far-transfer effects of working memory training in children with ADHD: A randomized controlled trial. *European Child and Adolescent Psychiatry, 25*(8), 853–867. http://doi.org/10.1007/s00787-015-0804-3

Bickel, H., Gerrard, J. & Hickmans, E.M. (1954). The influence of phenylalanine intake on the chemistry and behaviour of a phenylketonuria child. *Acta Paediatrica, 43*(1), 64–77.

Bosenbark, D.D., Krivitzky, L., Ichord, R., Vossough, A., Bhatia, A., Jastrzab, L.E. et al. (2017). Clinical Predictors of Attention and Executive Functioning Outcomes in Children After Perinatal Arterial Ischemic Stroke. *Pediatric Neurology, 69*, 79–86. http://doi.org/10.1016/j.pediatrneurol.2017.01.014

Brauer, J., Anwander, A., Perani, D. & Friederici, A.D. (2013). Dorsal and ventral pathways in language development. *Brain and Language, 127*(2), 289–295. http://doi.org/10.1016/j.bandl.2013.03.001

Brehmer, Y., Li, S.-C., Straube, B., Stoll, G., von Oertzen, T., Müller, V.et al. (2008). Comparing memory skill maintenance across the life span: preservation in adults, increase in children. *Psychology and aging, 23*(2), 227–238. http://doi.org/10.1037/0882-7974.23.2.227

Brown, F.L., Whittingham, K., Boyd, R.N., McKinlay, L. & Sofronoff, K. (2015). Does Stepping Stones Triple P plus Acceptance and Commitment Therapy improve parent, couple, and family adjustment following paediatric acquired brain injury? A randomised controlled trial. *Behaviour Research and Therapy, 73*, 58–66. http://doi.org/10.1016/j.brat.2015.07.001

Carlson-Green, B., Puig, J. & Bendel, A. (2017). Feasibility and efficacy of an extended trial of homebased working memory training for pediatric brain tumor survivors: A pilot study. *Neuro-Oncology Practice, 4*(2), 111–120.

Chacko, A., Bedard, A.C., Marks, D.J., Feirsen, N., Uderman, J.Z., Chimiklis, A. et al. (2014). A randomized clinical trial of Cogmed Working Memory Training in school-age children with ADHD: A replication in a diverse sample using a control condition. *Journal of Child Psychology and Psychiatry and Allied Disciplines, 55*(3), 247–255. http://doi.org/10.1111/jcpp.12146

Chevignard, M., de Montferrand, C., Yvon-Chaou, E., Mardaye, A., Tiberghien, A., Laurent-Vannier, A. et al. (2016). Language, cognitive and school outcomes following childhood stroke. *Annals of Physical and Rehabilitation Medicine, 59*(2016), e2-e3. http://doi.org/10.1016/j.rehab.2016.07.009

Christ, W., Mayer, H. & Wiemer-Kruel, A. (2013). Methylphenidattherapie bei epilepsiekranken Kindern. *Monatsschrift Kinderheilkunde, 161*(8), 720–726. http://doi.org/10.1007/s00112-013-2944-1

Coffman, J.L., Ornstein, P.A., McCall, L.E. & Curran, P.J. (2008). Linking teachers' memory-relevant language and the development of children's memory skills. *Developmental Psychology, 44*(6), 1640–1654. http://doi.org/10.1037/a0013859

Conners, C.K. (2014). *Conners Continuous Performance Test 3 (CPT3)*. Cheektowaga: Multi Health Systems.

Conners, F.A., Rosenquist, C.J., Arnett, L., Moore, M.S. & Hume, L.E. (2008). Improving memory span in children with Down syndrome. *Journal of Intellectual Disability Research, 52*(3), 244–255. http://doi.org/10.1111/j.1365-2788.2007.01015.x

Cornoldi, C., Venneri, A., Marconato, F., Molin, A. & Montinari, C. (2003). A rapid screening measure for the identification of visuospatial learning disability in schools. *Journal of Learning Disabilities, 36*(4), 299–306. http://doi.org/10.1177/00222194030360040201

Cortese, S., Ferrin, M., Brandeis, D., Holtmann, M., Aggensteiner, P., Daley, D. et al. (2016). Neurofeedback for Attention-Deficit/Hyperactivity Disorder: Meta-Analysis of Clinical and Neuropsychological Outcomes From Randomized Controlled Trials. *Journal of the American Academy of Child and Adolescent Psychiatry, 55*(6), 444–455. http://doi.org/10.1016/j.jaac.2016.03.007

Courchesne, E., Chisum, H.J., Townsend, J., Cowles, A., Covington, J., Egaas, B. et al. (2000). Normal brain development and aging: quantitative analysis at in vivo MR imaging in healthy volunteers. *Radiology, 216*(3), 672–682. http://doi.org/10.1148/radiology.216.3.r00au37672

Daseking, M. & Petermann, F. (2013). *Verhaltensinventar zur Beurteilung exekutiver Funktionen für das Kindergartenalter BRIEF-P. Deutschsprachige Adaptation des Behavior Rating Inventory of Executive Function® – Preschool Version (BRIEF®-P) von Gerard A. Gioia, Kimberly Andrews Espy und Peter K. Isquith*. Bern: Huber.

de Haan, M. & Johnson, M.H. (2005). *The Cognitive Neuroscience of Development*. London: Taylor & Francis.

Delis, D.C., Kaplan, E. & Kramer, J.H. (2001). *Delis-Kaplan executive function system (D-KEFS)*. New York: Psychological Corporation.

Dennis, M. (2010). Margaret Kennard (1899–1975): Not a 'principle' of brain plasticity but a founding mother of developmental neuropsychology. *Cortex, 46*(8), 1043–1059. http://doi.org/10.1016/j.cortex.2009.10.008

Deonna, T. & Roulet-Perez, E. (2010). Early-onset acquired epileptic aphasia (Landau-Kleffner syndrome, LKS) and regressive autistic disorders with epileptic EEG abnormalities: the continuing debate. *Brain Development, 32*(9), 746–752. http://doi.org/10.1016/j.braindev.2010.06.011

Der Gemeinsame Bundesausschuss. (2006). Vereinbarung des Gemeinsamen Bundesausschusses über Maßnahmen zur Qualitätssicherung der Versorgung von Früh- und Neugeborenen vom 24.11.2006. *Bundesanzeiger, 221*, 7050.

Dewan, M.C., Mummareddy, N., Wellons, J.C., 3rd & Bonfield, C.M. (2016). Epidemiology of Global Pediatric Traumatic Brain Injury: Qualitative Review. *World Neurosurgery, 91*, 497–509, e491. http://doi.org/10.1016/j.wneu.2016.03.045

Diamond, A. & Lee, K. (2011). Interventions shown to aid executive function development in children 4 to 12 years old. *Science, 333*(6045), 959–964. http://doi.org/10.1126/science.1204529

Drechsler, R. & Steinhausen, H.-C. (2013). *BRIEF. Verhaltensinventar zur Beurteilung exekutiver Funktionen. Deutschsprachige Adaptation des Behavior Rating Inventory of Executive Function (BRIEF®) von Gerard A. Gioia, Peter K. Isquith, Steven C. Guy, Lauren Kenworthy und der Self-Report Version (BRIEF®-SR) von Steven C. Guy, Peter K.Isquith und Gerard A. Gioia* Bern: Verlag Hans Huber.

Duffner, P.K. (2010). Risk factors for cognitive decline in children treated for brain tumors. *Eur J Paediatr Neurol, 14*(2), 106–115. http://doi.org/10.1016/j.ejpn.2009.10.005

Eikelmann, A., Petermann, F. & Daseking, M. (2008). Aufmerksamkeitsstörungen nach schlaganfällen im Kindesalter. *Zeitschrift für Kinder- und Jugendpsychiatrie und Psychotherapie, 36*(6), 419–426. http://doi.org/10.1024/1422-4917.36.6.419

Elkana, O., Frost, R., Kramer, U., Ben-Bashat, D., Hendler, T., Schmidt, D. et al. (2011). Cerebral reorganization as a function of linguistic recovery in children: An fMRI study. *Cortex, 47*(2), 202–216. http://doi.org/10.1016/j.cortex.2009.12.003

Elsner, B. & Hager, W. (1995). Ist das Wahrnehmungstraining von M. Frostig effektiv oder nicht? Zur Evaluation des Programms zur Forderung der visuellen Wahrnehmung im deutschen Sprachraum. *Praxis der Kinderpsychologie und Kinderpsychiatrie, 44*(2), 48–61.

Ess, K.C. (2006). The neurobiology of tuberous sclerosis complex. *Seminars in Pediatric Neurology, 13*(1), 37–42. http://doi.org/10.1016/j.spen.2006.01.009

Eve, M., O'Keeffe, F., Jhuty, S., Ganesan, V., Brown, G. & Murphy, T. (2016). Computerized Working-Memory Training for Children Following Arterial Ischemic Stroke: A Pilot Study With Long-Term Follow-Up. *Applied Neuropsychology: Child, 5*(4), 273–282. http://doi.org/10.1080/21622965.2015.1055563

Everts, R., Lidzba, K., Wilke, M., Kiefer, C., Mordasini, M., Schroth, G. et al. (2009). Strengthening of laterality of verbal and visuospatial functions during childhood and adolescence. *Human Brain Mapping, 30*(2), 473–483. http://doi.org/10.1002/hbm.20523

Everts, R., Pavlovic, J., Kaufmann, F., Uhlenberg, B., Seidel, U., Nedeltchev, K. et al. (2008). Cognitive functioning, behavior, and quality of life after stroke in childhood. *Child neuropsychology : A journal on normal and abnormal development in childhood and adolescence, 14*(4), 323–338.

Everts, R. & Ritter, B. (2013). *Memo, der vergessliche Elefant. Mit Gedächtnistraining spielerisch zum Lernerfolg.* Bern: Hans Huber.

Everts, R., Wapp, M., Ritter, B.C., Perrig, W. & Steinlin, M. (2015). Effects of two different memory training approaches in very preterm-born children. *Advances in Pediatric Research.* 2:13. http://doi.org/10.12715/apr.2015.2.13

Farran, E.K., Jarrold, C. & Gathercole, S.E. (2003). Devided attention, selective attention and drawing: Processing preferences in Williams syndrome are dependent on task administered. *Neuropsychologia, 23*, 175–202.

Fazzi, E., Bova, S.M., Uggetti, C., Signorini, S.G., Bianchi, P.E., Maraucci, I. et al. (2004). Visual-perceptual impairment in children with periventricular leukomalacia. *Brain Development, 26*(8), 506–512. http://doi.org/10.1016/j.braindev.2004.02.002

Fimm, B. (2007). Aufmerksamkeit. In N.H.-C. Kaufmann, L. Konrad & K. Willmes (Hrsg.), *Kognitive Entwicklungsneuropsychologie* (S. 153–176). Göttingen: Hogrefe.

Fisher, R.S., Acevedo, C., Arzimanoglou, A., Bogacz, A., Cross, J.H., Elger, C.E. et al. (2014). ILAE official report: A practical clinical definition of epilepsy. *Epilepsia, 55*(4), 475–482. http://doi.org/10.1111/epi.12550

Følling, A. (1934). Über Ausscheidung von Phenylbrenztraubensäure in den Harn als Stoffwechselanomalie in Verbindung mit Imbezillität. *Hoppe-Seylers Zeitschrift für Physiologische Chemie, 227* (1–4), 169–181.

Forrest, B.J. (2004). The utility of math difficulties, internalized psychopathology, and visual-spatial deficits to identify children with the nonverbal learning disability syndrome: Evidence for a visualspatial disability. *Child Neuropsychology, 10*(2), 129–146. http://doi.org/10.1080/09297040490911131

Foster-Cohen, S., Edgin, J.O., Champion, P.R. & Woodward, L.J. (2007). Early delayed language development in very preterm infants: Evidence from the MacArthur-Bates CDI. *Journal of Child Language, 34*(3), 655–675. http://doi.org/10.1017/S0305000907008070

Frazier, T.W., Demaree, H.A. & Youngstrom, E.A. (2004). Meta-analysis of intellectual and neuropsychological test performance in attention-deficit/hyperactivity disorder. *Neuropsychology, 18*(3), 543–555. http://doi.org/10.1037/0894-4105.18.3.543

Friedman, J.M. & Birch, P.H. (1997). Type 1 neurofibromatosis: A descriptive analysis of the disorder in 1,728 patients. *American Journal of Medical Genetics, 70*(2), 138–143. http://doi.org/10.1002/(SICI)1096-8628(19970516)70:2<138::AID-AJMG7>3.0.CO;2-U

Friedman, N.P., Miyake, A., Corley, R.P., Young, S.E., DeFries, J.C., & Hewitt, J.K. (2006). Not all executive functions are related to intelligence. *Psychological Science, 17*(2), 172–179. http://doi.org/10.1111/j.1467-9280.2006.01681.x

Frostig, M. & Horne, D. (1964). *Frostig Program for the Development of Visual Perception.* Chicago: Follett.

Fullerton, H.J., Achrol, A.S., Johnston, S.C., McCulloch, C.E., Higashida, R.T., Lawton, M.T. et al. (2005). Long-term hemorrhage risk in children versus adults with brain arteriovenous malformations. *Stroke, 36*(10), 2099–2104. http://doi.org/10.1161/01.STR.0000181746.77149.2b

Gesellschaft für Neonatologie und Pädiatrische Intensivmedizin. (2011). *Das Schädel-Hirn-Trauma im Kindesalter. S2k Leitlinie.* (13.02.2011 ed.) Berlin: AWMF.

Gleissner, U. (2009). Diagnostik von Gedächtnisleistungen. In D. Irblich & G. Renner (Hrsg.), *Diagnostik in der klinischen Kinderpsychologie – die ersten sieben Jahre* (S. 195–207). Göttingen: Hogefe.

Gleissner, U., Helmstaedter, C., Schramm, J. & Elger, C.E. (2004). Memory outcome after selective amygdalohippocampectomy in patients with temporal lobe epilepsy: One-year follow-up. *Epilepsia, 45*(8), 960–962. http://doi.org/10.1111/j.0013-9580.2004.42203.x

Gleissner, U., Krause, M.P. & Reuner, G. (2011). *Fragebogen zur Erfassung kognitiver Prozesse bei 4- bis 6-jährigen Kindern KOPKI 4–6.* Frankfurt a. M.: Pearson Assessment & Information GmbH.

Goeggel Simonetti, B., Cavelti, A., Arnold, M., Bigi, S., Regenyi, M., Mattle, H.P. et al. (2015). Long-term outcome after arterial ischemic stroke in children and young adults. *Neurology, 84*(19), 1941–1947. http://doi.org/10.1212/WNL.0000000000001555

Gogtay, N., Giedd, J.N., Lusk, L., Hayashi, K.M., Greenstein, D., Vaituzis, A.C. et al. (2004). Dynamic mapping of human cortical development during childhood through early adulthood. *Proceedings of the National Academy of Sciences of the United States of America, 101*(21), 8174–8179. http://doi.org/10.1073/pnas.0402680101

Greenham, M., Gordon, A., Anderson, V. & MacKay, M.T. (2016). Outcome in childhood stroke. *Stroke, 47*(4), 1159–1164. http://doi.org/10.1161/STROKEAHA.115.011622

Grimm, H. (2001). *Sprachentwicklungstest für drei-bis fünfjährige Kinder: SETK 3–5; Diagnose von Sprachverarbeitungsfähigkeiten und auditiven Gedächtnisleistungen.* Göttingen: Hogrefe.

Grunewaldt, K.H., Skranes, J., Brubakk, A.M. & Lähaugen, G.C.C. (2016). Computerized working memory training has positive long-term effect in very low birthweight preschool children. *Developmental Medicine and Child Neurology, 58*(2), 195–201. http://doi.org/10.1111/dmcn.12841

Hanslmayr, S., Sauseng, P., Doppelmayr, M., Schabus, M. & Klimesch, W. (2005). Increasing individual upper alpha power by neurofeedback improves cognitive performance in human subjects. *Applied Psychophysiology Biofeedback, 30*(1), 1–10. http://doi.org/10.1007/s10484-005-2169-8

Hardy, K.K., Willard, V.W., Wigdor, A.B., Allen, T.M. & Bonner, M.J. (2015). The potential utility of parent-reported attention screening in survivors of childhood cancer to identify those in need of comprehensive neuropsychological evaluation. *Neurooncol Pract, 2*(1), 32–39.

HASOMED. (2010). *RehaCom (Version 5.6).* Magdeburg: HASOMED.

Heine, A., Engl, V., Thaler, V.M., Fussenegger, B. & Jacobs, A.M. (2012). *Neuropsychologie von Entwicklungsstörungen schulischer Fertigkeiten.* Göttingen: Hogrefe.

Helmstaedter, C., Lendt, M. & Lux, S. (2001). *VLMT: Verbaler Lern-und Merkfähigkeitstest.* Göttingen: Beltz Test.

Helmstaedter, C., Schoof, K., Rossmann, T., Reuner, G., Karlmeier, A. & Kurlemann, G. (2010). Introduction and first validation of EpiTrack Junior, a screening tool for the assessment of cognitive side effects of antiepileptic medication on attention and executive functions in children and adolescents with epilepsy. *Epilepsy & Behavior, 19*(1), 55–64. http://doi.org/10.1016/j.yebeh.2010.06.042

Hermann, B.P., Jones, J.E., Jackson, D.C. & Seidenberg, M. (2012). Starting at the beginning: the neuropsychological status of children with new-onset epilepsies. *Epileptic Disord, 14*(1), 12–21.

Hutchinson, E.A., De Luca, C.R., Doyle, L.W., Roberts, G. & Anderson, P.J. (2013). School-age Outcomes of Extremely Preterm or Extremely Low Birth Weight Children. *Pediatrics, 131*(4), e1053–e1061. http://doi.org/10.1542/peds.2012-2311

Hyman, S.L., Shores, A. & North, K.N. (2005). The nature and frequency of cognitive deficits in children with neurofibromatosis type 1. *Neurology, 65*(7), 1037–1044. http://doi.org/10.1212/01.wnl.0000179303.72345.ce

Irblich, D. & Renner, G. (Hrsg.). (2009). *Diagnostik in der Klinischen Kinderpsychologie. Die ersten sieben Lebensjahre.* Göttingen: Hogrefe.

Jacobs, C. & Petermann, F. (2008). Aufmerksamkeitstherapie bei Kindern – Langzeiteffekte des ATTENTIONERS. *Zeitschrift für Kinder- und Jugendpsychiatrie und Psychotherapie, 36*(6), 411–417. http://doi.org/10.1024/1422-4917.36.6.411

Jantzen, S., Krisl, T., Sperner, J., Aksu, F., Püst, B., Hampel, E. et al. (2003). Entwicklung und Evaluation eines Schulungsprogramms für Kinder und Jugendliche mit Epilepsie und ihre Eltern. *Neuropädiatrie in Klinik und Praxis, 2*, 57–62.

Jarusiewicz, B. (2002). Efficacy of Neurofeedback for Children in the Autistic Spectrum: A Pilot Study. *Journal of Neurotherapy, 6*(4), 39–49. http://doi.org/10.1300/J184v06n04_05

Johnson, S. (2007). Cognitive and behavioural outcomes following very preterm birth. *Seminars in Fetal and Neonatal Medicine, 12*(5), 363–373. http://doi.org/10.1016/j.siny.2007.05.004

Kaatsch, P. & Spix, C. (2015). *German Childhood Cancer Registry – Annual Report 2015 (1980–2014).* Mainz: Institute of Medical Biostatistics, Epidemiology and Informatics (IMBEI) at the University Medical Center of the Johannes Gutenberg University Mainz.

Kadish, N.E., Baumann, M., Pietz, J., Schubert-Bast, S. & Reuner, G. (2013). Validation of a screening tool for attention and executive functions (EpiTrack Junior) in children and adolescents with absence epilepsy. *Epilepsy & Behavior, 29*(1), 96–102. http://doi.org/10.1016/j.yebeh.2013.06.004

Karch, D., Groß-Selbeck, G., Pietz, J. & Schlack, H. G. (2002). Sensorische Integrationstherapie nach Jean Ayres. Stellungnahme der Gesellschaft für Neuropädiatrie – Kommission zu Behandlungsverfahren bei Entwicklungsstörungen und zerebralen Bewegungsstörungen. In F. Aksu (Hrsg.), *Aktuelle Neuropädiatrie 2001* (S. 720–738). Nürnberg: Novartis Pharma Verlag.

Keightley, M. L., Sinopoli, K. J., Davis, K. D., Mikulis, D. J., Wennberg, R., Tartaglia, M. C. et al. (2014). Is there evidence for neurodegenerative change following traumatic brain injury in children and youth? A scoping review. *Frontiers in Human Neuroscience, 8*, 139. http://doi.org/10.3389/fnhum.2014.00139

Kerr-Wilson, C. O., MacKay, D. F., Smith, G. C. S. & Pell, J. P. (2012). Meta-analysis of the association between preterm delivery and intelligence. *Journal of Public Health (United Kingdom), 34*(2), 209–216. http://doi.org/10.1093/pubmed/fdr024

Kesler, S. R., Ment, L. R., Vohr, B., Pajot, S. K., Schneider, K. C., Katz, K. H. et al. (2004). Volumetric analysis of regional cerebral development in preterm children. *Pediatric Neurology, 31*(5), 318–325. http://doi.org/10.1016/j.pediatrneurol.2004.06.008

Khandaker, G., Jung, J., Britton, P. N., King, C., Yin, J. K. & Jones, C. A. (2016). Long-term outcomes of infective encephalitis in children: a systematic review and meta-analysis. *Developmental Medicine and Child Neurology, 58*(11), 1108–1115. http://doi.org/10.1111/dmcn.13197

Klein-Heßling, J. & Lohaus, A. (2000). *Streßpräventionstraining für Kinder im Grundschulalter* (2,. erweiterte und aktualisierte Auflage des Trainingsmanuals zu ,Bleib locker'). Göttingen: Hogrefe.

Klingberg, T., Fernell, E., Olesen, P. J., Johnson, M., Gustafsson, P., Dahlstrom, K. et al. (2005). Computerized training of working memory in children with ADHD – a randomized, controlled trial. *J Am Acad Child Adolesc Psychiatry, 44*(2), 177–186. http://doi.org/10.1097/00004583-200502000-00010

Koustenis, E., Hernaiz Driever, P., de Sonneville, L. & Rueckriegel, S. M. (2016). Executive function deficits in pediatric cerebellar tumor survivors. *European Journal of Paediatric Neurology, 20*(1), 25–37. http://doi.org/10.1016/j.ejpn.2015.11.001

Kühl, J. & Korinthenberg, R. (2006). ZNS-Tumoren. In H. Gadner, G. Gaedicke, C. Niemeyer & J. Ritter (Hrsg.), *Pädiatrische Hämatologie und Onkologie*. Heidelberg: Springer.

Lange, K. W., Hauser, J., Lange, K. M., Makulska-Gertruda, E., Takano, T., Takeuchi, Y. et al. (2014). Utility of cognitive neuropsychological assessment in attention-deficit/hyperactivity disorder. *Attenion Deficit Hyperactivity Disorder, 6*(4), 241–248. http://doi.org/10.1007/s12402-014-0132-3

Lansing, A. E., Max, J. E., Delis, D. C., Fox, P. T., Lancaster, J., Manes, F. F. et al. (2004). Verbal learning and memory after childhood stroke. *Journal of the International Neuropsychological Society, 10*(5), 742–752. http://doi.org/10.1017/S1355617704105122

Lauth, G. W. & Schlottke, P. F. (2009). *Training mit aufmerksamkeitsgestörten Kindern*. Weinheim: Beltz Psychologie Verlags Union.

Lebel, C., Walker, L., Leemans, A., Phillips, L. & Beaulieu, C. (2008). Microstructural maturation of the human brain from childhood to adulthood. *Neuroimage, 40*(3), 1044–1055. http://doi.org/10.1016/j.neuroimage.2007.12.053

Lee, M. H., Hacker, C. D., Snyder, A. Z., Corbetta, M., Zhang, D., Leuthardt, E. C. et al. (2012). Clustering of resting state networks. *PLoS One, 7*(7), e40370. http://doi.org/10.1371/journal.pone.0040370

Lepach, A. C. & Petermann, F. (2008). *BASIC-MLT: Battery for assessment in children: Merk- und Lernfähigkeitstest für 6-bs 16-Jährige*. Bern: Huber.

Lepach, A.C. & Petermann, F. (2010). *Training für Kinder mit Gedächtnisstörungen: Das neuropsychologische Einzeltraining REMINDER*. Göttingen: Hogrefe.

Lidzba, K., Christiansen, H. & Drechsler, R. (2013). *Conners 3. Deutschsprachige Adaptation der Conners 3rd Editon von C. Keith Conners*. Bern: Huber.

Lidzba, K., Granstrom, S., Lindenau, J. & Mautner, V.F. (2012). The adverse influence of attention-deficit disorder with or without hyperactivity on cognition in neurofibromatosis type 1. *Developmental Medicine and Child Neurology, 54*(10), 892–897. http://doi.org/10.1111/j.1469-8749.2012.04377.x

Lofthouse, N., Arnold, L.E., Hersch, S., Hurt, E. & DeBeus, R. (2012). A Review of Neurofeedback Treatment for Pediatric ADHD. *Journal of Attention Disorders, 16*(5), 351–372. http://doi.org/10.1177/1087054711427530

Loomes, C., Rasmussen, C., Pei, J., Manji, S. & Andrew, G. (2008). The effect of rehearsal training on working memory span of children with fetal alcohol spectrum disorder. *Research in developmental disabilities, 29*(2), 113–124. http://doi.org/10.1016/j.ridd.2007.01.001

Loosli, S.V., Buschkuehl, M., Perrig, W.J. & Jaeggi, S.M. (2012). Working memory training improves reading processes in typically developing children. *Child Neuropsychology, 18*(1), 62–78. http://doi.org/10.1080/09297049.2011.575772

Louis, D.N., Ohgaki, H., Wiestler, O.D. & Cavenee, W.K. (2016). *World Health Organization classification of tumours of the central nervous system. Revised 4th edition*. Lyon: IARC.

Luciana, M., Conklin, H.M., Hooper, C.J. & Yarger, R.S. (2005). The development of nonverbal working memory and executive control processes in adolescents. *Child Development, 76*(3), 697–712. http://doi.org/10.1111/j.1467-8624.2005.00872.x

Luu, T.M., Vohr, B.R., Allan, W., Schneider, K.C. & Ment, L.R. (2011). Evidence for Catch-up in Cognition and Receptive Vocabulary Among Adolescents Born Very Preterm. *Pediatrics, 128*(2), 313–322. http://doi.org/10.1542/peds.2010-2655

MacAllister, W.S. & Harder, L. (2013). Multiple Sclerosis. In I.S. Baron & C.M. Rey-Casserley (Eds.), *Pediatric Neuropsychology. Medical Advances and Lifespan Outcomes* (pp. 197–218). New York: Oxford University Press.

Mackay, D.F., Smith, G.C.S., Dobbie, R. & Pell, J.P. (2010). Gestational age at delivery and special educational need: Retrospective cohort study of 407,503 schoolchildren. *PLoS Medicine, 7*(6), 1–10. http://doi.org/10.1371/journal.pmed.1000289

Malmgren, K., Baxendale, S. & Cross, J.H. (Hrsg.). (2015). *Long-term outcomes of epilepsy surgery in adults and children*. Cham, Heidelberg, New York, Dordrecht, London: Springer. http://doi.org/10.1007/978-3-319-17783-0

Marker, K. (2010). *COGPACK® Handbuch zum Programm COGPACK®*. Ladenburg: marker software.

Marzinzik, K. & Kluwe, S. (2007). Stärkung der Erziehungskompetenz durch Elternkurse. *Prävention, 3*, 79–82.

Maulik, P.K., Mascarenhas, M.N., Mathers, C.D., Dua, T. & Saxena, S. (2011). Prevalence of intellectual disability: A meta-analysis of population-based studies. *Research in Developmental Disabilities, 32*(2), 419–436. http://doi.org/10.1016/j.ridd.2010.12.018

Max, J.E., Lansing, A.E., Koele, S.L., Castillo, C.S., Bokura, H., Schachar, R. et al. (2004). Attention deficit hyperactivity disorder in children and adolescents following traumatic brain injury. *Developmental Neuropsychology, 25*(1–2), 159–177. http://doi.org/10.1207/s15326942dn2501&2_9

Max, J.E., Mathews, K., Manes, F.F., Robertson, B.A., Fox, P.T., Lancaster, J.L. et al. (2003). Attention deficit hyperactivity disorder and neurocognitive correlates after childhood stroke. *Journal of the International Neuropsychological Society, 9*(6), 815–829.

Mayer, H. (2012). *Neuropsychologie der Epilepsien*. Göttingen: Hogrefe.

Melby-Lervåg, M. & Hulme, C. (2013). Is working memory training effective? A meta-analytic review. *Developmental psychology, 49*(2), 270–291. http://doi.org/10.1037/a0028228

Melchers, P. & Melchers, M. (2004). *KABC-II – Kaufman Assessment Battery for Children – II. Deutschsprachige Fassung*. Frankfurt a. M.: Pearson Assessment and Information GmbH.

Milner, B., Squire, L. R. & Kandel, E. R. (1998). Cognitive Neuroscience Review and the Study of Memory. *Neuron, 20*, 445–468. http://doi.org/10.1016/S0896-6273(00)80987-3

Moll, K. & Landerl, K. (2010). *SLRT-II: Lese-und Rechtschreibtest; Weiterentwicklung des Salzburger Lese-und Rechtschreibtests (SLRT)*. Bern: Huber.

Montagna, A. & Nosarti, C. (2016). Socio-Emotional Development Following Very Preterm Birth: Pathways to Psychopathology. *Frontiers in Psychology, 7*, 80. http://doi.org/10.3389/fpsyg.2016.00080

Mulder, H., Pitchford, N. J., Hagger, M. S. & Marlow, N. (2009). Development of executive function and attention in preterm children: A systematic review. *Developmental Neuropsychology, 34*(4), 393–421. http://doi.org/10.1080/87565640902964524

Muth, D., Heubrock, D. & Petermann, F. (2001). *Training für Kinder mit räumlich-konstruktiven Störungen. Das neuropsychologische Gruppenprogramm DIMESIONER*. Göttingen: Hogrefe.

Muth-Seidel, D. & Petermann, F. (2008). *Training für Kinder mit räumlich-konstruktiven Störungen – Das neuropsychologische Einzeltraining DIMENSIONER II*. Göttingen: Hogrefe.

Nakamura, M., Watanabe, K., Matsumoto, A., Yamanaka, T., Kumagai, T., Miyazaki, S. et al. (2001). Williams syndrome and deficiency in visuospatial recognition. *Developmental Medicine and Child Neurology, 43*(9), 617–621. http://doi.org/10.1111/j.1469-8749.2001.tb00245.x

Nippold, M. A. (2007). *Later language development*. Austin, Texas: pro ed.

Northman, L., Ross, S., Morris, M. & Tarquini, S. (2015). Supporting pediatric cancer survivors with neurocognitive late effects: A model of care. *Journal of Pediatric Oncology Nursing, 32*(3), 134–142. http://doi.org/10.1177/1043454214554012

Nosarti, C., Murray, R. M. & Hack, M. (Hrsg.). (2010). *Neurodevelopmental outcomes of preterm birth: From childhood to adult life*. Cambridge: Cambridge University Press.

O'Hare, A. (2016). Management of developmental speech and language disorders. Part 2: acquired conditions. *Archives of Disease in Childhood, 101*(3), 278–283. http://doi.org/10.1136/archdischild-2014-306153

O'Hare, A. & Bremner, L. (2016). Management of developmental speech and language disorders: Part 1. *Archives of Disease in Childhood, 101*(3), 272–277. http://doi.org/10.1136/archdischild-2014-307394

O'Keeffe, F., Liégeois, F., Eve, M., Ganesan, V., King, J. & Murphy, T. (2014). Neuropsychological and neurobehavioral outcome following childhood arterial ischemic stroke: Attention deficits, emotional dysregulation, and executive dysfunction. *Child Neuropsychology, 20*(5), 557–582. http://doi.org/10.1080/09297049.2013.832740

Omizzolo, C., Scratch, S. E., Stargatt, R., Kidokoro, H., Thompson, D. K., Lee, K. J. et al. (2014). Neonatal brain abnormalities and memory and learning outcomes at 7 years in children born very preterm. *Memory (Hove, England), 22*(6), 605–615. http://doi.org/10.1080/09658211.2013.809765

Ottensmeier, H., Zimolong, B., Wolff, J. E., Ehrich, J., Galley, N., von Hoff, K. et al. (2015). Neuropsychological short assessment of disease- and treatment-related intelligence deficits in children with brain tumours. *European Journal of Paediatric Neurology, 19*(3), 298–307. http://doi.org/10.1016/j.ejpn.2014.12.019

Palmer, S. L., Gajjar, A., Reddick, W. E., Glass, J. O., Kun, L. E., Wu, S. et al. (2003). Predicting intellectual outcome among children treated with 35–40 Gy craniospinal irradiation for medulloblastoma. *Neuropsychology, 17*(4), 548–555. http://doi.org/10.1037/0894-4105.17.4.548

Pavlova, M., Sokolov, A., Birbaumer, N. & Krageloh-Mann, I. (2006). Biological motion processing in adolescents with early periventricular brain damage. *Neuropsychologia, 44*(4), 586–593. http://doi.org/10.1016/j.neuropsychologia.2005.06.016

Penrose, L. S. (1935). Inheritance of phenylpyruvic amentia (phenylketonuria). *The Lancet, 226*(5839), 192–194.

Petermann, F. (2012). *Sprachstandserhebungstest für Kinder im Alter zwischen 5 und 10 Jahren: SET 5–10*. Göttingen: Hogrefe.

Petermann, F. (2015). *Der Sprachstandserhebungstest für Kinder im Alter zwischen 3 und 5 Jahren (SET 3–5)*. Göttingen: Hogrefe.

Petermann, F., Knievel, J. & Tischler, L. (2010). *Nichtsprachliche Lernstörung*. Göttingen: Hogrefe.

Peterson, B. S. (2000). Regional Brain Volume Abnormalities and Long-term Cognitive Outcome in Preterm Infants. *Jama, 284*(15), 1939–1939. http://doi.org/10.1001/jama.284.15.1939

Pfaendner, N. H., Reuner, G., Pietz, J., Jost, G., Rating, D., Magnotta, V. A. et al. (2005). MR imaging-based volumetry in patients with early-treated phenylketonuria. *American Journal of Neuroradiology, 26*(7), 1681–1685.

Phillips, N. L., Mandalis, A., Benson, S., Parry, L., Epps, A., Morrow, A. et al. (2016). Computerized Working Memory Training for Children with Moderate to Severe Traumatic Brain Injury: A Double-Blind, Randomized, Placebo-Controlled Trial. *Journal of Neurotrauma, 33*(23), 2097–2104. http://doi.org/10.1089/neu.2015.4358

Plomin, R. & Craig, I. (1997). Human behavioural genetics of cognitive abilities and disabilities. *Bioessays, 19*(12), 1117–1124. http://doi.org/10.1002/bies.950191211

Rau, J., May, T. W., Pfafflin, M., Heubrock, D. & Petermann, F. (2006). Schulung von Kindern mit Epilepsie und deren Eltern mit dem Modularen Schulungsprogramm Epilepsie für Familien (FAMOSES) – Ergebnisse einer Evaluationsstudie. *Rehabilitation, 45*(1), 27–39.

Redick, T. S., Shipstead, Z., Wiemers, E. A., Melby-Lervag, M. & Hulme, C. (2015). What's Working in Working Memory Training? An Educational Perspective. *Educational Psychology Review, 27*(4, SI), 617–633. http://doi.org/10.1007/s10648-015-9314-6

Reilly, C. J. (2011). Attention deficit hyperactivity disorder (ADHD) in childhood epilepsy. *Research In Developmental Disabilities, 32*(3), 883–893. http://doi.org/10.1016/j.ridd.2011.01.019

Renner, G., Stottmeister-Lessing, T., Irblich, D. & Krampen, G. (2015). Psychometrische Eigenschaften der „Testbatterie zur Aufmerksamkeitsprüfung für Kinder“ (KITAP) in einer klinischen Stichprobe. *Diagnostica, 61*(2), 63–75. http://doi.org/10.1026/0012-1924/a000122

Reuner, G. (2018). Epilepsie: Herausforderungen im Kindergarten- und Schulalter. *päditrische praxis, 89*(4), 603–611.

Reuner, G., Kadish, N. E., Doering, J. H., Balke, D. & Schubert-Bast, S. (2016). Attention and executive functions in the early course of pediatric epilepsy. *Epilepsy & Behavior, 60*, 42–49. http://doi.org/10.1016/j.yebeh.2016.04.011

Reuner, G., Krause, M.P., Sarimski, K. & Gleissner, U. (2011). KOPKI 4–6: Vorstellung und erste Validierung eines Eltern-Fragebogens zur Erfassung kognitiver Prozesse von 4- bis 6-jährigen Kindern. *Diagnostica, 57*(4), 191–200. http://doi.org/10.1026/0012-1924/a000049

Reuner, G. & Pietz, J. (2006). Entwicklungsdiagnostik im Säuglings- und Kleinkindalter. *Monatsschrift Kinderheilkunde, 154*, 305–313. http://doi.org/10.1007/s00112-006-1315-6

Riccio, C.A., Sullivan, J.R. & Cohen, M.J. (2010). *Neuropsychological Assessment and Intervention for Childhood and Adolsceent Disorders.* Hoboken, New Jersey: John Wiley & Sons.

Richards, J.E. (2008). Attention in young infants: A developmental psychophysiological perspective. In C.A. Nelson & M. Luciana (Eds.), *Handbook of developmental cognitive neuroscience* (2nd Edition, pp. 321–338). Cambridge, Massachusetts: MIT Press.

Ritter, B.C., Nelle, M., Perrig, W., Steinlin, M. & Everts, R. (2013). Executive functions of children born very preterm--deficit or delay? *European journal of pediatrics, 172*(4), 473–483. http://doi.org/10.1007/s00431-012-1906-2

Roberts, G., Quach, J., Spencer-Smith, M., Anderson, P.J., Gathercole, S., Gold, L. et al. (2016). Academic outcomes 2 years after working memory training for children with lowworking memory: A randomized clinical trial. *JAMA Pediatrics, 170*(5). http://doi.org/10.1001/jamapediatrics.2015.4568

Roebers, C., Röthlisberger, M., Neuenschwander, R. & Cimeli, P. (2014). *Nele und Noa im Regenwald: Berner Material zur Förderung exekutiver Funktionen-Manual.* München: Ernst Reinhardt Verlag.

Rose, S.a., Feldman, J.F. & Jankowski, J.J. (2002). Processing speed in the 1st year of life: A longitudinal study of preterm and full-term infants. *Developmental psychology, 38*(6), 895–902. http://doi.org/10.1037/0012-1649.38.6.895

Rosenkötter, H., Kühne, H., Kull, C. & Weyrether, H. (2007). Umschriebene Entwicklungsstörungen der Wahrnehmung. „Umschriebene Entwicklungsstörungen". In C. Fricke, C. Kretzschmar, H. Hollmann & R.G. Schmid (Hrsg.), *Qualität in der Sozialpädiatrie* (Bd. 2, S. 229–242). Altötting: Bundesarbeitsgemeinschaft Sozialpädiatrischer Zentren – RS Verlag.

Rourke, B.P. (1989). *Nonverbal learning disabilities. The syndrome and the model.* New York: Guilford Press.

Rourke, B.P. (1995). *Syndrome of nonverbal Learning Diabilities. Neurodevelopmental manifestations.* New York: Guilford Press.

Rushe, T.M., Rifkin, L., Stewart, A.L., Townsend, J.P., Roth, S.C., Wyatt, J.S. et al. (2001). Neuropsychological outcome at adolescence of very preterm birth and its relation to brain structure. *Developmental Medicine & Child Neurology, 43*(4), 226–233. http://doi.org/10.1111/j.1469-8749.2001.tb00194.x

Rzezak, P., Valente, K.D. & Duchowny, M.S. (2014). Temporal lobe epilepsy in children: Executive and mnestic impairments. *Epilepsy & Behavior, 31*, 117–122. http://doi.org/10.1016/j.yebeh.2013.12.005

Sansavini, A., Guarini, A., Alessandroni, R., Faldella, G., Giovanelli, G. & Salvioli, G. (2007). Are early grammatical and phonological working memory abilities affected by preterm birth? *Journal of Communication Disorders, 40*(3), 239–256. http://doi.org/10.1016/j.jcomdis.2006.06.009

Sarimski, K. (2003). *Entwicklungspsychologie genetischer Syndrome* (3., vollständig überarbeitete und erweiterte Auflage). Göttingen: Hogrefe.

Sarimski, K. (2009). Diagnostik bei körper- und sinnesbehinderten Kindern. In D. Irblich & G. Renner (Hrsg.), *Diagnostik in der Klinischen Kinderpsychologie. Die ersten sieben Lebensjahre* (S. 407–417). Göttingen: Hogrefe.

Sarimski, K. & Steinhausen, H.-C. (2007). *Kinder-Diagnostik-System KIDS 2. Geistige Behinderung und schwere Entwicklungsstörung*. Göttingen: Hogrefe.

Sarimski, K. & Steinhausen, H.-C. (2008). *Psychische Störungen bei geistiger Behinderung*. Göttingen: Hogrefe.

Sattler, J.M. (2008). *Assessment of Children. Cognitive Foundations. Fiths Edition*. La Mesa, USA: Jerome M Sattler.

Schelling, D. (1997). *Block Tapping Test*. Frankfurt: Swets Test Services.

Schelling, D., Heinemann, D., Schächtele, B. & Sturm, W. (2018). *Handbuch neuropsychologischer Testverfahren*. Göttingen: Hogrefe.

Schleußner, E. (2013). The Prevention, Diagnosis and Treatment of Premature Labor. *Deutsches Aerzteblatt Online, 110*(13), 227–236.

Schroeder, A. (2010). *Evaluation eines Therapieprogramms für Kinder mit entwicklungsbedingten räumlich- konstruktiven Störungen*. Dissertation, Universität Hamburg. Verfügbar unter http://ediss.sub.uni-hamburg.de/volltexte/2010/4682/

Schroeder, A. (2015). *KLABAUTER Kleine Auf-Bau-Therapie. Neuropsychologisches Therapieprogramm für Kinder mit räumlich-konstruktiven Störungen*. Dortmund: verlag modernes leben.

Shapiro, E.G., Lockman, L.A., Balthazor, M. & Krivit, W. (1995). Neuropsychological outcomes of several storage diseases with and without bone marrow transplantation. *Journal of Inherited Metabolic Disease, 18*(4), 413–429. http://doi.org/10.1007/BF00710053

Shipstead, Z., Redick, T.S. & Engle, R.W. (2012). Is working memory training effective? *Psychological Bulletin, 138*(4), 628–654. http://doi.org/10.1037/a0027473

Siegler, R.S. (1991). In young children's counting, procedures precede principles. *Educational Psychology Review, 3*(2), 127–135. http://doi.org/10.1007/BF01417924

Siegmüller, J. (2007). Sprachentwicklung. In L. Kaufmann, H.-C. Nuerk, K. Konrad & K. Willmes (Hrsg.), *Kognitive Entwicklungsneuropsychologie* (S. 119–136). Göttingen: Hogrefe.

Siemes, H. (2009). *Epilepsien bei Kindern und Jugendlichen*. Bern: Huber.

Smith, M.L. (2016). Rethinking cognition and behavior in the new classification for childhood epilepsy: Examples from frontal lobe and temporal lobe epilepsies. *Epilepsy & Behavior, 64*, 313–317.

Spencer-Smith, M., Ritter, B.C., Mürner-Lavanchy, I., El-Koussy, M., Steinlin, M. & Everts, R. (2013). Age, sex, and performance influence the visuospatial working memory network in childhood. *Developmental neuropsychology, 38*(4), 236–255. http://doi.org/10.1080/87565641.2013.784321

Stahl, B. & Irblich, D. (Hrsg.). (2005). *Diagnostik bei Menschen mit geistiger Behinderung*. Göttingen: Hogrefe.

Stark, W. & Gärtner, J. (2009). Multiple Sklerose (Encephalomyelinitis disseminata) des Kindes- und Jugendalters. *Monatsschrift Kinderheilkunde, 157*(157), 67–80. http://doi.org/10.1007/s00112-008-1915-4

Staudt, M., Lidzba, K., Grodd, W., Wildgruber, D., Erb, M. & Krägeloh-Mann, I. (2002). Right-hemispheric organization of language following early left-sided brain lesions: Functional MRI topography. *NeuroImage, 16*(4), 954–967. http://doi.org/10.1006/nimg.2002.1108

Steinlin, M., Pfister, I., Pavlovic, J., Everts, R., Boltshauser, E., Capone Mori, A. et al. (2005). The first three years of the Swiss Neuropaediatric Stroke Registry (SNPSR): A population-based study of incidence, symptoms and risk factors. *Neuropediatrics, 36*(2), 90–97. http://doi.org/10.1055/s-2005-837658

Stiles, J., Nass, R., Levine, S.C., Moses, P. & Reilly, J. (2009). Perinatal stroke: Effects and outcomes. In K.O. Yeates, M.D. Ris, H.G. Taylor & B. Pennington (Hrsg.), *Pediatric*

Neuropsychology Research, Theory, and Practice (2nd Edition). New York: The Guilford Press.

Storebø, O.J., Krogh, H.B., Ramstad, E., Moreira-Maia, C.R., Holmskov, M., Skoog, M. et al. (2015). Methylphenidate for attention-deficit/hyperactivity disorder in children and adolescents: Cochrane systematic review with meta-analyses and trial sequential analyses of randomised clinical trials. *The BMJ, 351*, h5203.

Strehl, U., Aggensteiner, P., Wachtlin, D., Brandeis, D., Albrecht, B., Arana, M. et al. (2017). Neurofeedback of Slow Cortical Potentials in Children with Attention-Deficit/Hyperactivity Disorder: A Multicenter Randomized Trial Controlling for Unspecific Effects. *Frontiers in Human Neuroscience, 11*(135). http://doi.org/10.3389/fnhum.2017.00135

Studer-Luethi, B., Bauer, C. & Perrig, W.J. (2016). Working memory training in children: Effectiveness depends on temperament. *Memory and Cognition, 44*(2), 171–186. http://doi.org/10.3758/s13421-015-0548-9

Studer, M., Boltshauser, E., Mori, A.C., Datta, A., Fluss, J., Mercati, D. et al. (2014). Factors affecting cognitive outcome in early pediatric stroke. *Neurology, 82*(9), 784–792. http://doi.org/10.1212/WNL.0000000000000162

Sturm, W., Herrmann, M. & Münte, T.F. (2009). *Lehrbuch der Klinischen Neuropsychologie*. Heidelberg: Springer. http://doi.org/10.1007/978-3-8274-2248-4

Süss-Burghart, H. (2010). Tests und Screenings: Bezugswerte für die Grundform des „Block-Tapping-Test (BTT)“ für 5 bis 9 Jahre alte Kinder. *Frühförderung interdisziplinär, 3*, 139–142.

Talib, T.L., Pongonis, S.J., Williams, L.S., Garg, B.P., Sokol, D.K., Saha, C. et al. (2008). Neuropsychologic Outcomes in a Case Series of Twins Discordant for Perinatal Stroke. *Pediatric Neurology, 38*(2), 118–125. http://doi.org/10.1016/j.pediatrneurol.2007.10.002

Taylor, H.G., Klein, N. & Hack, M. (2000). School-age consequences of birth weight less than 750 g: A review and update. *Developmental Neuropsychology, 17*(3), 289–321. http://doi.org/10.1207/S15326942DN1703_2

Teasdale, G. & Jennett, B. (1974). Assessment of coma and impaired consciousness. A practical scale. *Lancet, 2*(7872), 81–84. http://doi.org/10.1016/S0140-6736(74)91639-0

Tellegen, P.J., Laros, J.A. & Petermann, F. (2012). *SON-R 6–40 Non-verbaler Intelligenztest*. Göttingen: Hogrefe.

Tellegen, P.J., Laros, J.A. & Petermann, F. (2018). *Nonverbaler Intelligenztest (SON-R 2-8)*. Göttingen: Hogrefe.

Thompson, S. (1997). *The source for non-verbal learning disorders*. East Moline, IL: Linguisystems..

Vargha-Khadem, F., Salmond, C.H., Watkins, K.E., Friston, K.J., Gadian, D.G. & Mishkin, M. (2003). Developmental amnesia: Effect of age at injury. *Proceedings of the National Academy of Sciences of the United States of America, 100*(17), 10055–10060. http://doi.org/10.1073/pnas.1233756100

Visser, L., Ruiter, S.A.J., van der Meulen, B.F., Ruijssenaars, W.A.J.J.M. & Timmerman, M.E. (2012). A Review of Standardized Developmental Assessment Instruments for Young Children and Their Applicability for Children With Special Needs. *Journal of Cognitive Education and Psychology, 11*(2), 102–127. http://doi.org/10.1891/1945-8959.11.2.102

Visser, L., Ruiter, S.A.J., van der Meulen, B.F., Ruijssenaars, W.A.J.J.M. & Timmerman, M.E. (2014). Accommodating the Bayley-III for motor and/or visual impairment: A comparative pilot study. *Pediatric Physiotherapy, 26*(1), 57–67.

Wang, M. L. & Li, W. B. (2016). Cognitive impairment after traumatic brain injury: The role of MRI and possible pathological basis. *Journal of Neurological Sciences, 370*, 244–250. http://doi.org/10.1016/j.jns.2016.09.049

Wechsler, D. (2017). *Wechsler Intelligence Scale for Children-Fifth Edition (WISC-V)* (dt. Bearbeitung durch F. Petermann). Frankfurt a. M.: Pearson Assessment.

Weidlich, S., Lamberti, G. & Hartje, W. (2001). *DCS. Diagnosticum für Cerebralschädigungen. Ein visueller Lern-und Gedächtnistest nach F. Hillers.* Bern: Huber.

Westmacott, R., Macgregor, D., Askalan, R. & Deveber, G. (2009). Late emergence of cognitive deficits after unilateral neonatal stroke. *Stroke, 40*(6), 2012–2019. http://doi.org/10.1161/STROKEAHA.108.533976

Wiedenbauer, G. & Jansen-Osmann, P. (2006). Räumlich-kognitive Fähigkeiten von Kindern mit Spina bifida. *Zeitschrift für Neuropsychologie, 17*(3), 149–154. http://doi.org/10.1024/1016-264X.17.3.149

Woodward, L. J., Edgin, J. O., Thompson, D. & Inder, T. E. (2005). Object working memory deficits predicted by early brain injury and development in the preterm infant. *Brain, 128*(11), 2578–2587. http://doi.org/10.1093/brain/awh618

World Health Organization. (2012). *Born too soon: The global action report on preterm birth.* Geneva: World Health Organization.

Yerys, B. E., White, D. A., Salorio, C. F., McKinstry, R., Moinuddin, A. & DeBaun, M. (2003). Memory strategy training in children with cerebral infarcts related to sickle cell disease. *Journal of Pediatric Hematology and Oncology, 25*(6), 495–498. http://doi.org/10.1097/00043426-200306000-00014

Yvon, E., Lamotte, D., Tiberghien, A., Godard, I., Mardaye, A., Laurent-Vannier, A. et al. (2018). Long-term motor, functional, and academic outcome following childhood ischemic and hemorrhagic stroke: A large rehabilitation center-based retrospective study. *Developmental Neurorehabilitation, 21*(2), 83–90. http://doi.org/10.1080/17518423.2016.1247923

Zaroff, C. M., Morrison, C., Ferraris, N., Weiner, H. L., Miles, D. K. & Devinsky, O. (2005). Developmental outcome of epilepsy surgery in tuberous sclerosis complex. *Epileptic Disorders, 7*(4), 321–326.

Zelazo, P. D. & Carlson, S. M. (2012). Hot and Cool Executive Function in Childhood and Adolescence: Development and Plasticity. *Child Development Perspectives, 6*(4), 354–360.

Zihl, J. (2009). Visuoperzeptive und Visuokognitive Störungen. In W. Sturm, M. Herrmann & T. F. Münte (Hrsg.), *Lehrbuch der Klinischen Neuropsychologie* (2. Aufl., S. 513–529). Heidelberg: Spektrum Akademischer Verlag.

Zimmermann, P. (2002). *Kinderversion der Testbatterie zur Aufmerksamkeitsprüfung: KiTAP.* Herzogenrath: Psytest.

Zimmermann, P. & Fimm, B. (2009). *Test of Attentional Performance, V 2.2.* Herzogenrath: Vera Fimm, Psychologische Testsysteme.

8 Anhang

Glossar

Aphasie
Neurologisch bedingte Sprachstörung.

Blitz-Nick-Salaam Anfall
Typisches Anfallsmuster im Säuglingsalter, mit blitzartig auftretenden Zuckungen am ganzen Körper; nickenden Zuckungen der Nackenmuskulatur; einer „salaam"-ähnlichen Beugung des Rumpfes nach vorne.

Deletion
Begriff aus der Genetik, der das Fehlen eines Abschnitts auf einem Gen bezeichnet.

Drug load
Belastung in Abhängigkeit von der Anzahl der einzunehmenden Medikamente, insbesondere bei Behandlung mit mehreren Antiepileptika gleichzeitig.

Dysphasie
Leichte Störung der Sprache in allen Modalitäten (Sprechen, Verstehen, Schreiben, Lesen).

Fovea centralis
Bereich des schärfsten Sehens, die geringere Rezeptordichte in diesem Bereich bei Geburt ist verantwortlich für die geringere Sehschärfe von Neugeborenen.

Glasgow Coma Scale (GCS)
Einschätzskala zur Quantifizierung einer Bewusstseinsveränderung.

Glukokortikoide
Durch die Gabe von Betamethason (Glukokortikoid) vor einer Frühgeburt wird die Lungenreifung des Ungeborenen beschleunigt, um ein Atemnotsyndrom präventiv zu beeinflussen. Die Therapie sollte mindestens 48 Stunden vor der Geburt stattgefunden haben.

Hypoxie
Sauerstoffmangel.

intrakraniell
Innerhalb des Schädels.

(Intraventrikuläre) Hämorrhagie (IVH)
Hirnblutung (mit Einblutung in die Hohlräume (Ventrikel) des Gehirns; Frühgeborene haben ein erhöhtes Risiko für eine IVH).

Media-Infarkt
Verschluss der mittleren Hirnarterie.

Melanin
Hautpigment.

Migration
Wanderung der Nervenzellen vom Rand der Seitenventrikel zu ihrem Bestimmungsort im Kortex.

Myelinisierung
Ummantelung der Axone mit Myelin.

Neuroblast
Nerven-Vorläuferzelle.

Nonverbal learning disorder/Nichtsprachliche Lernstörung
Von Byron Rourke etabliertes Konzept: primäre neuropsychologische Störung der visuellen Wahrnehmung führt zu sekundären Problemen der visuellen Aufmerksamkeit, tertiären Problemen z. B. in Gedächtnis und Problemlösen, in der Folge Schulleistungsprobleme.

Ödem
Durch Flüssigkeitseinlage verursachte Schwellung.

perinatal
Zeit zwischen der 28. Schwangerschaftswoche bis 7 Tage nach der Geburt.

Periventrikuläre Leukomalazie (PVL)
Durch Sauerstoffmangel verursachte Schädigung der weißen Substanz im Gehirn, besonders häufig bei frühgeborenen Kindern.

Pharmakoresistente Epilepsie
Wenn durch mehrere Antiepileptika keine Anfallsfreiheit erreicht werden kann, spricht man von pharmakoresistenter Epilepsie.

Phenylalanin
Essentielle Aminosäure, die beim Menschen am Eiweissaufbau beteiligt ist.

Präeklampsie
Erkrankung welche meist in der zweiten Hälfte der Schwangerschaft durch erhöhten Blutdruck, vermehrte Eiweißausscheidung im Urin und Wassereinlagerungen gekennzeichnet ist und mit einer Mangelversorgung des Ungeborenen einhergeht.

Proliferation
Prozess der Zellteilung während der Anlage des ZNS.

Pruning
Erfahrungsvermittelter Abbau der wenig verwendeten synaptischen Verbindungen.

Ras-Pfad
Stoffwechselpfad, der verschiedene Wachstums- und Differenzierungsprozesse reguliert.

Reorganisation (interhemisphärische)
Läsionsbedingte Verlagerung von Funktionen in andere Hirnareale (der gegenüberliegenden Hirnhälfte).

Sichelzellanämie
Erbliche Erkrankung der roten Blutkörperchen.

Spastische Zerebralparese
Angeborene, durch Kontrakturen geprägte, Halbseitenlähmung.

Steroide
Corticosteroide (Steroide) verbessern die Überlebenschancen zu früh geborener Kinder, indem sie dazu beitragen, dass ihre Lungen und andere Organe schneller reifen.

Stimulanzien
Anregende, psychoaktive Medikamente.

subdural
Zwischen Hirnhaut und Hirngewebe.

thrombotische oder embolische Ereignisse
Ein thrombotischer Schlaganfall tritt auf, wenn ein Thrombus (Blutgerinnsel), den Rückfluss des Blutes zum Gehirn blockiert. Bei einem embolischen Schlaganfall wird eine Arterie durch einen Embolus (Blutgerinnsel aus einem anderen Teil des Körpers) gesperrt.

Varizellen, Enteroviren, Borrelien

Bakterien und Viren welche u. a. eine Entzündung des Gehirns oder einen Schlaganfall auslösen können.

Bibliographische Angaben für Einsteckkarte 2

1 Reuner, G. & Rosenkranz, J. (Eds.). (2014). *Bayley Scales of Infant Development Third Edition Bayley-III (Nancy Bayley) - Deutsche Fassung.* Frankfurt a. M.: Pearson Assessment & Information GmbH.

2 Petermann, F. & Macha, T. (2013). *ET 6-6-R. Entwicklungstest für Kinder von sechs Monaten bis sechs Jahren - Revision.* Frankfurt a. M.: Pearson.

3 Tellegen, P. J., Laros, J. A. & Petermann, F. (2018). *SON-R 2-8 Nonverbaler Intelligenztest* (1. Aufl.). Göttingen: Hogrefe.

4 Wechsler, D. (2018). *Wechsler Preschool and Primary Scale of Intelligence 4th edition WPPSI-IV.* Deutsche Bearbeitung von F. Petermann & M. Daseking. Frankfurt a. M.: Pearson Assessment.

5 Tellegen, P. J., Laros, J. A. & Petermann, F. (2012). *SON-R 6-40. Non-verbaler Intelligenztest.* Göttingen: Hogrefe.

6 Wechsler, D. (2017). *Wechsler Intelligence Scale for Children - 5th Ed. WISC V (ehemals HAWIK).* Deutsche Bearbeitung von F. Petermann. Frankfurt a. M.: Pearson Assessment.

7 Petermann, F. (2014). *Wechsler Nonverbal Scale of Ability (WNV).* Deutsche Bearbeitung. Frankfurt am Main: Pearson Assessment.

8 Kaufman, A. S. & Kaufman, N. L. (2015). *Kaufman Assessment Battery for Children-2 (KABC-II).* Deutsche Adaptation von P. Melchers & M. Melchers. Frankfurt a. M.: Pearson Assessment.

9 Gleißner, U., Krause, M. P. & Reuner, G. (2011). *Fragebogen zur Erfassung kognitiver Prozesse bei 4- bis 6-jährigen Kindern KOPKI 4-6.* Frankfurt a. M.: Pearson Assessment & Information GmbH.

10 Gleißner, U., Lendt, M., Mayer, S., Elger, C. E. & Helmstaedter, C. (2006). Kognitive Probleme bei Kindern und Jugendlichen: Vorstellung eines Fragebogens. *Nervenarzt, 77*(4), 449-465.

11 Horn, R. & Jäger, S. (Eds.). (2008). *Test of Everyday Attention for Children (TEA-Ch) von Manly, T., Robertson I. H., Anderson, V., Nimmo-Smith, I..* Frankfurt a. M.: Pearson Assessment.

12 Zimmermann, P., Gondan, M. & Fimm, B. (2004). *Testbatterie zur Aufmerksamkeitsprüfung für Kinder KITAP.* Herzogenrath: Vera Fimm Psychologische Testsysteme.

13 Zimmermann, P. & Fimm, B. (2017). *TAP 2.3.1 Testbatterie zur Aufmerksamkeitsprüfung Version 2.3.1.* Herzogenrath: Vera Fimm Psychologische Testsysteme.

14 Delis, D. C., Kaplan, E. & Kramer, J. H. (2001). *Delis-Kaplan Executive Function System (D-KEFS).* San Antonio, TX: The Psychological Corporation.

15 Tucha, O. & Lange, K. W. (2004). *Turm von London - Deutsche Version.* Göttingen: Hogrefe.

16 Helmstaedter, C. (2008). *EpiTrack Junior: Veränderungssensitives kognitives Screening zur Qualitäts- und Erfolgskontrolle der Epilepsiebehandlung bei Kindern und Jugendlichen.* Monheim: UCB GmbH.

17 Aschenbrenner, S., Tucha, O. & Lange, K. W. (2001). *Regensburger Wortflüssigkeits-Test RWT.* Göttingen: Hogrefe.

18 Daseking, M. & Petermann, F. (2013). *Verhaltensinventar zur Beurteilung exekutiver Funktionen für das Kindergartenalter BRIEF-P.* Deutschsprachige Adaptation des Behavior Rating Inventory of Executive Function® – Preschool Version (BRIEF®-P) von G.A. Gioia, K.A. Espy und P.K. Isquith. Bern: Huber.

19 Drechsler, R. & Steinhausen, H.-C. (2013). *BRIEF – Verhaltensinventar zur Beurteilung exekutiver Funktionen.* Deutschsprachige Adaptation des Behavior Rating Inventory of Executive Function (BRIEF) von G.A. Gioia, P.K. Isquith, S.C. Guy und L. Kenworthy und der Self-Report Version (BRIEF-SR) von S.C. Guy, P.K. Isquith und G.A. Gioia. Bern: Huber.

20 Daseking, M. & Petermann, F. (2008). *Battery for Assessment in Children – Screening für kognitive Basiskompetenzen im Vorschulalter BASIC-Preschool.* Bern: Huber.

21 Lepach, A. & Petermann, F. (2008). *Battery for Assessment in Children – Merk- und Lernfähigkeitstest für 6- bis 16-Jährige. BASIC-MLT.* Bern: Huber.

22 Helmstaedter, C., Lendt, C. & Lux, S. (2001). *VLMT Verbaler Lern- und Merkfähigkeitstest.* Göttingen: Beltz Test GmbH.

23 Weidlich, S., Derouiche, A. & Hartje, W. (2011). *Diagnosticum für Cerebralschädigung – II. Ein figuraler visueller Lern- und Gedächtnistest nach F. Hillers.* Bern: Huber.

24 Strauss, E., Sherman, E.M.S. & Spreen, O. (2006). *Rey-Osterrieth Complex Figure Test A Compendium of Neuropsychological Tests* (pp. 811–840). New York: Oxford University Press.

25 Büttner, G., Dacheneder, W., Schneider, W. & Weyer, K. (2008). *FEW-2. Frostigs Entwicklungstest der visuellen Wahrnehmung 2.* Göttingen Hogrefe.

26 Beery, E.B. & Beery, N.A. (2006). *The Beery-Buktenica Developmental Test of Visual-Motor Integration* (5th ed.). Minneapolis: Pearson Assessment.

27 Aster, M. v., Weinhold Zulauf, M. & Horn, R. (2006). *Neuropsychologische Testbatterie für Zahlenverarbeitung und Rechnen bei Kindern ZAREKI-R.* Frankfurt a.M.: Harcourt.

28 Petermann, F. (2016). *Sprachstandserhebungstest für Kinder im Alter zwischen 3 und 5 Jahren SET 3–5.* Göttingen: Hogrefe.

29 Petermann, F. (2018). *Sprachstandserhebungstest für Kinder im Alter zwischen 5 und 10 Jahren SET 5–10.* Göttingen: Hogrefe.

30 Grimm, H., Aktas, M. & Frevert, S. (2001). *Sprachentwicklungstest für drei- bis fünfjährige Kinder (SETK 3–5).* Göttingen: Hogrefe.

31 Glück, C.W. (2011). *Wortschatz- und Wortfindungstest für 6- bis 10-Jährige (WWT 6-10).* Urban & Fischer: München.

32 Suchodoletz, W. (2012). *Früherkennung von Sprachentwicklungsstörungen. Der SBE-2-KT und SBE-3-KT für zwei- bzw. dreijährige Kinder.* Stuttgart: Kohlhammer.

33 Petermann, F., Waldmann, H.C. & Daseking, M. (2012). *Frostigs Entwicklungstest der visuellen Wahrnehmung – Jugendliche und Erwachsene (FEW-JE).* Deutsche Bearbeitung des Developmental Test of Visual Perception - Adolescent and Adult (DTVP-A) von C.R. Reynolds, N.A. Pearson und J.K. Voress. Göttingen: Hogrefe.

Fortschritte der Neuropsychologie

Herausgegeben von A. Thöne-Otto / S. Gauggel / H.-O. Karnath / H. Niemann / B. Suchan

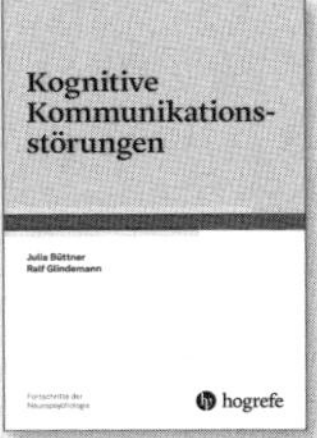

Julia Büttner / Ralf Glindemann
Kognitive Kommunikationsstörungen
Band 19: 2019, VII/107 Seiten,
ISBN 978-3-8017-2818-2
Auch als eBook erhältlich

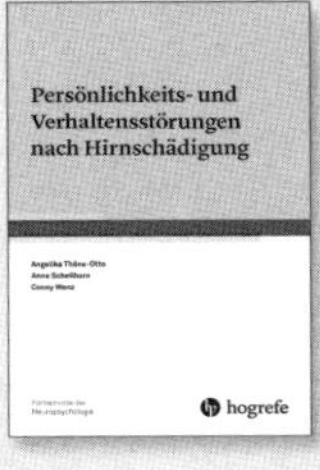

Angelika Thöne-Otto / Anne Schellhorn / Conny Wenz
Persönlichkeits- und Verhaltensstörungen nach Hirnschädigung
Band 18: 2018, VI/115 Seiten,
ISBN 978-3-8017-2335-4
Auch als eBook erhältlich

Weitere Bände der Reihe:

Band 1: **Neglect und assoziierte Störungen**
2., überarbeitete Auflage 2018
ISBN 978-3-8017-2854-0

Band 2: **Gedächtnisstörungen nach Hirnschäden**
ISBN 978-3-8017-1665-3

Band 3: **Neuropsychologische Begutachtung**
ISBN 978-3-8017-1667-7

Band 4: **Aufmerksamkeitsstörungen**
ISBN 978-3-8017-1749-0

Band 5: **Visuelle Wahrnehmungsstörungen**
ISBN 978-3-8017-1736-0

Band 6: **Neuropsychologie der Depression**
ISBN 978-3-8017-1662-2

Band 7: **Neuropsychologie der Zwangsstörungen**
ISBN 978-3-8017-1733-9

Band 8: **Neuropsychologie der Alkoholabhängigkeit**
ISBN 978-3-8017-2056-8

Band 9: **Neuropsychologie der Epilepsien**
ISBN 978-3-8017-1976-0

Band 10: **Apraxien**
ISBN 978-3-8017-2265-4

Band 11: **Neuropsychologie schizophrener Störungen**
ISBN 978-3-8017-2175-6

Band 12: **Neuropsychologie von Entwicklungsstörungen schulischer Fertigkeiten**
ISBN 978-3-8017-2245-6

Band 13: **Störungen der Exekutivfunktionen**
ISBN 978-3-8017-1761-2

Band 14: **Beschwerdenvalidierung**
ISBN 978-3-8017-2421-4

Band 15: **Demenzen**
ISBN 978-3-8017-1692-9

Band 16: **Fahreignung bei neurologischen Erkrankungen**
ISBN 978-3-8017-2644-7

Band 17: **Störungen der Krankheitseinsicht**
ISBN 978-3-8017-2656-0

Der Einzelpreis pro Band beträgt
€ 22,95 / CHF 29.90.
Im Reihenabonnement je € 15,95 / CHF 21.50.

www.hogrefe.com

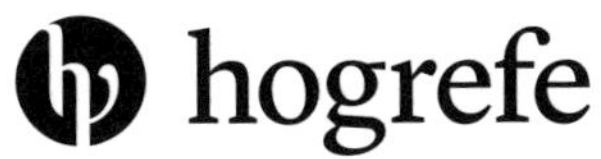